Götte/Lackmann · Alzheimer – was tun?

Rose Götte/Edith Lackmann

Alzheimer –
was tun?

Eine Familie lernt,
mit der Krankheit zu leben

Mit einem Vorwort von Greta Wehner

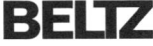

© 4., aktualisierte Auflage 1997 Beltz Verlag · Weinheim und Basel
Umschlaggestaltung: Federico Luci, Mailand
Satz: Satz- und Reprotechnik GmbH, Hemsbach
Herstellung und Layout: Erich Rathgeber
Druck und buchbinderische Verarbeitung: Druckhaus Beltz, Hemsbach
Photos: Edith Lackmann
Printed in Germany

ISBN 3-407-85729-2

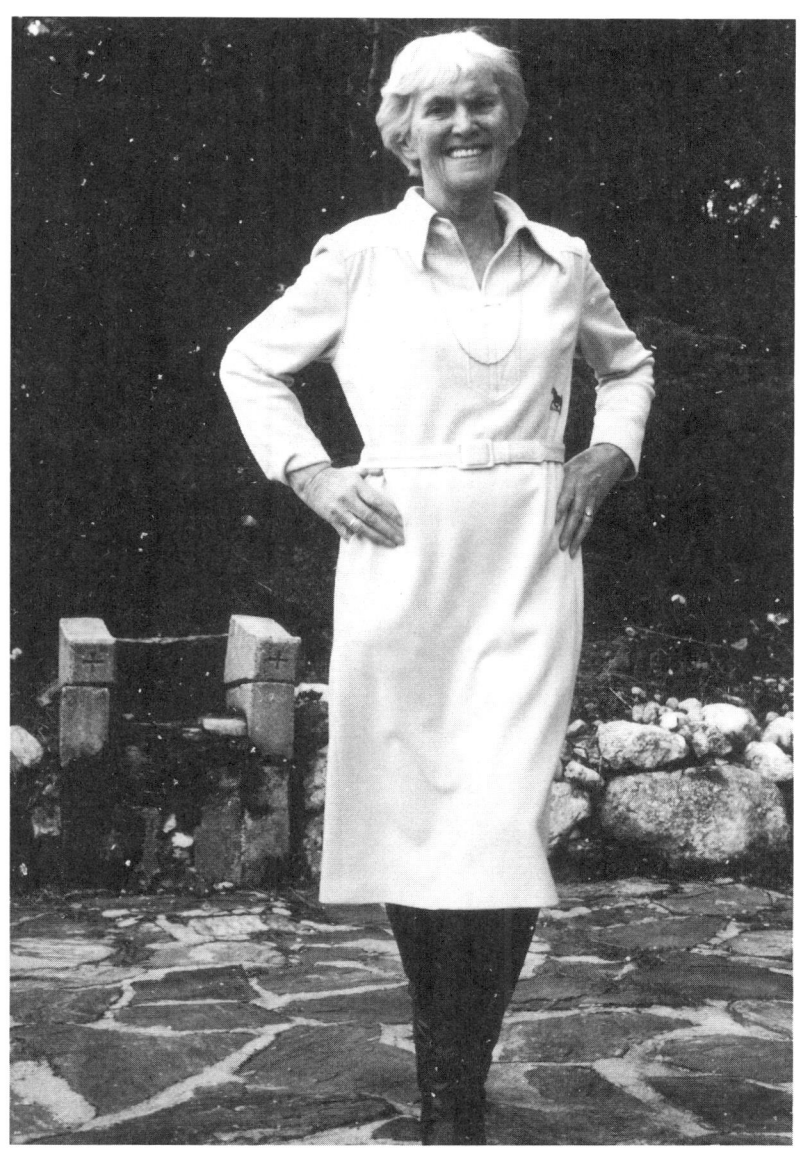

März 1985

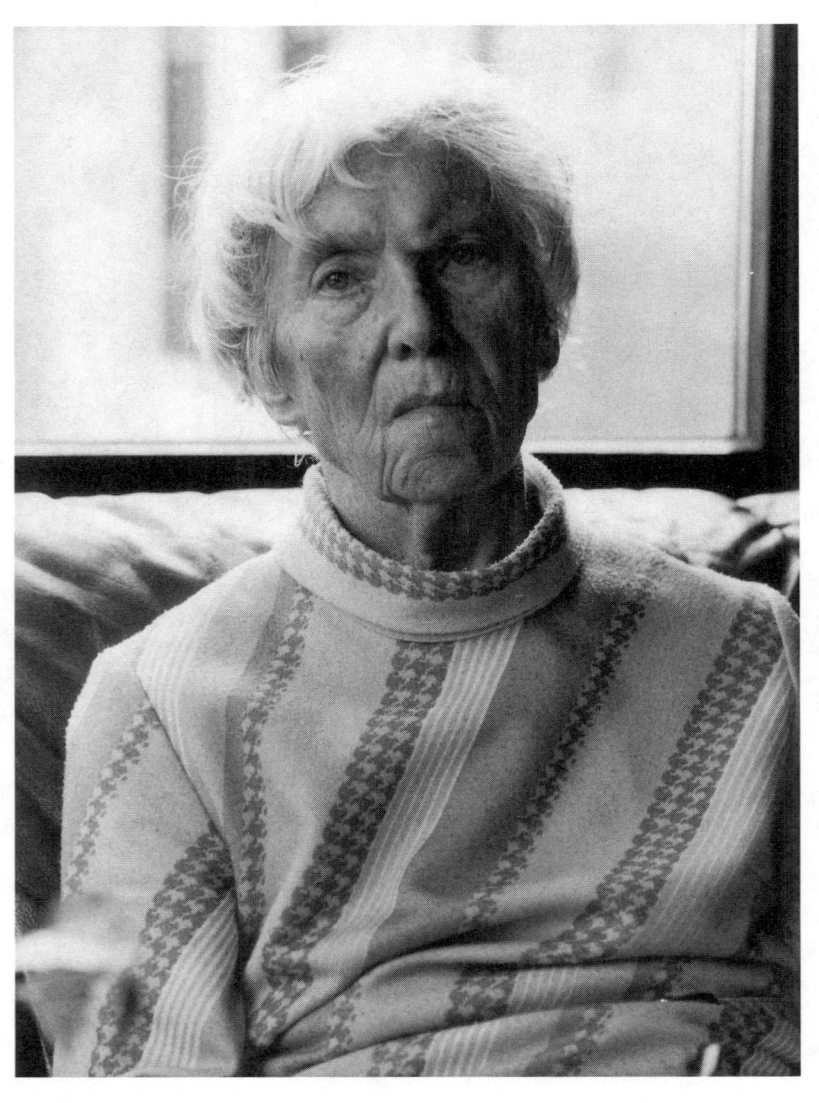

Oktober 1989

Inhalt

Vorwort von Greta Wehner

Die Alzheimersche Erkrankung ist in den letzten Jahren stückweise in das Licht der Öffentlichkeit gedrungen. Die Erkrankung bekannter Persönlichkeiten, die daran oder an anderen im Alter auftretenden Hirnleistungsstörungen litten, hat dieses mitbewirkt. Unsere Bevölkerungsstruktur tendiert auf eine zunehmende Anzahl von alten Menschen, mit der Folge, daß die Zahl der Erkrankungen weiter steigt.

Diese Kranken brauchen die Geborgenheit der vertrauten Umgebung und eine stabile mitmenschliche Zuwendung.

Die Leserin und der Leser dieses Buches finden eine diskrete Schilderung der manchmal fast erdrückenden Last, die diese Erkrankung mit sich bringt.

Der Familie Götte ist es gelungen, Wege zu finden und zu gehen, um der kranken Mutter in ihrer zunehmenden Hilfsbedürftigkeit, Abhängigkeit und Schwachheit die Menschenwürde zu bewahren.

Das Anknüpfen an Aufgaben, Tätigkeiten und Freuden der Mutter aus gesunden Jahren hat das Leben der Mutter und der Familie erfüllt und erträglich gemacht. Die Erfahrung, daß für die inzwischen sprachunfähige Mutter das textlose Mitsingen von Chorälen, wenige Tage vor ihrem Tode, zu einem freudigen Erlebnis wurde, kann dem zögernden Leser Zuversicht für die eigene Aufgabe vermitteln.

Das Buch kann pflegenden Angehörigen Trost vermitteln, weil sie erkennen, daß auch andere diese Aufgabe bewältigt haben.

Sie werden auffällige Verhaltensweisen ihrer eigenen Kranken wiedererkennen, wodurch sie lernen können, daß z. B. Übereinanderziehen von Kleidungsstücken selten durch Unterkühlung, aber oft durch seelisches Frieren bedingt ist. Das sprachlose Mitteilen: ich bin allein, weil du eine Arbeit ohne mich machst, ist ein möglicher Grund.

Wir Gesunden sind aufgefordert und auch fähig, die Bedürfnisse unserer Kranken zu erkennen, wir machen damit ihnen und uns das Leben erträglicher.

Begrüßenswert sind die Hinweise, wo und wie Hilfe gefunden wird.

Diese Hilfen sind gut, wenn auch vielfach unzureichend. Die Ausbildung und Erfahrung der Pflegekräfte der Sozialstationen und deren Arbeitsrhythmus müssen diesen zunehmenden gerontopsychiatrischen Erkrankungen angepaßt werden.

Menschenwürde bewahrende Pflege bedarf bei diesen Kranken eines größeren Zeitaufwandes, nicht die Uhrzeit veranlaßt ihn zum Bereitsein, sondern die menschliche Zuwendung.

Die pflegenden Familienangehörigen bedürfen gerontopsychiatrischen Rates und Zuspruches, der individuell, in Kenntnis des zu betreuenden Kranken, gegeben werden muß.

Der Gesetzgeber und die Tarifpartner sind gefordert, die sachkundige und schwere Arbeit der Fachkräfte besser zu vergüten und die Arbeit der pflegenden Familienangehörigen zu erleichtern.

Pflegenotstand wird nicht durch Appelle, sondern durch Anerkennung der Leistung der Pflegenden gemildert.

Dieses Buch und die im Literaturverzeichnis erwähnten Schriften wünsche ich mir in der Hand vieler Fachkräfte, um deren Bereitschaft zu stärken, gerontopsychiatrisch Kranke nicht erstrangig aus medikamentöser Sicht zu betrachten, sondern sie zu befähigen, dem Kranken als Mitmenschen zu begegnen, den Angehörigen Mut zu machen, Verantwortung zu übernehmen und anzuregen, diese Erfahrungsberichte zu lesen; sie helfen damit, die Würde des Kranken, aber auch des Pflegenden, zu bewahren.

Bonn, 1991

Eine schlimme Diagnose – und keine Therapie?

Es gibt kaum etwas, was das Leben in einer Familie so nachhaltig verändert wie die Pflegebedürftigkeit eines Familienangehörigen.

Als unsere Mutter an DAT (Demenz vom Alzheimer Typ) erkrankte und jeder Tag sie und uns vor neue Probleme stellte, suchten wir Hilfe nicht nur bei Verwandten, Freunden und Ärzten, sondern auch in der Literatur, um Antwort auf die Frage nach sinnvoller Therapie zu finden.

Heilen, das wußten wir, ist nach dem heutigen Stand der Forschung nicht möglich. Aber helfen, lindern, beistehen, die Krankheit erträglich machen für sie und für uns, das mußte doch zu machen sein.

In die Probleme der medikamentösen Therapie, dachte ich, kann ich mich als Laie nicht einmischen, zumal die Ärzte es in der Regel nicht für nötig halten, den Angehörigen zu erklären, welche Wirkung die verschriebenen Medikamente haben sollten. Erst nach und nach verstand ich, daß der Arzt ohne möglichst genaue Angaben der Angehörigen über das Befinden des Patienten gar nicht in der Lage ist, die richtige Medikamentenauswahl zu treffen und das einzelne Mittel richtig zu dosieren. Manchmal ist es sogar nötig, sich darüber hinaus einzumischen. So haben wir eines Tages den Hausarzt sehr energisch aufgefordert: „Also entweder finden Sie jetzt ein Mittel, das unserer Mutter und uns eine ruhige Nacht verschafft, oder wir landen alle binnen kurzem in einer Nervenheilanstalt!" Schon für die nächste Nacht war dieses Mittel gefunden. Es wirkte bis gegen 6 Uhr morgens.

Wie aber sieht es mit der nicht medikamentösen Behandlung aus?

Es gibt eine Menge Literatur[1] über psychologische Programme mit verschiedenen therapeutischen Ansätzen, die demenz-erkrankten Menschen Hilfe bringen sollen. Solche Programme nennen sich oft „klinisch erprobt", das heißt, ihre Wirksamkeit wurde in der Regel daran gemessen, ob die verwirrten Patienten sich etwas Vergessenes wieder merken konnten, ob sie eine als störend empfundene Verhaltensweise ablegten oder ob kognitive Funktionen reaktiviert werden konnten.

Ganz selten (vielleicht, weil es schlecht meßbar ist?) wurde danach gefragt, ob die Patienten sich wohler fühlten, ob sie häufiger lächelten, ob sie Zeichen der Freude erkennen ließen.

Aber gerade darauf, meine ich, kommt es an.

Als Therapie gegen Gedächtnisschwund und Orientierungsverlust werden *gedächtnistrainierende Verfahren* und *Realitätsorientierungsprogramme* empfohlen, wie sie schon 1958 von dem Psychiater Folsom (USA) entwickelt wurden.

Auswendiglernen, Sätze ergänzen, Wortfindungsübungen und das Behalten von Namen und Begriffen unter Zuhilfenahme von

---

1 Umfangreiche Auswahl-Bibliographie der Literatur bis 1983 bei Gerk, H.-J. und Kanowski, S.: Die Therapie der senilen Demenz vom Alzheimer Typ und der Multi-Infarkt-Demenz. In: Nervenarzt 1983, S. 444–454. Weitere Literaturangaben bei Allard/Signoret/Stalleicken: Alzheimer Demenz, Berlin-Heidelberg 1988. Oesterreich, K./Hoyer, S.: Dementielle Syndrome im Alter, Diagnose und Therapie. In: Die Medizinische Welt 1989, S. 1218–1223.
Denzler, Petra u. a.: Demenz im Alter. Pathologie, Diagnostik, Therapieansätze. Beltz, Weinheim u. Basel 1989.
Reisberg, Barry, Hirnleistungsstörungen: Alzheimersche Krankheit und Demenz. Beltz, Weinheim u. München 1986.

„Eselsbrücken" (Mnemotechnik) stehen im Zentrum solcher Gedächtnistrainingsprogramme.[2] Bei den Realitätsorientierungsprogrammen wird zusätzlich eine Vielzahl von Hilfsmitteln zur zeitlichen und räumlichen Orientierung eingesetzt, wie z. B. Uhren, Kalender, Wegweiser, Fotos, die dem Patienten helfen sollen, sich im Hier und Jetzt besser zurechtzufinden.

So sinnvoll solche Programme sein mögen als Gehirntraining im normalen Alterungsprozeß, so fragwürdig scheint es mir, solche Programme anzuwenden, wenn die Alzheimersche Krankheit bereits ausgebrochen ist. Im Anfangsstadium erlebt der Patient seinen geistigen Abbau schmerzhaft mit. Man sollte deshalb alles vermeiden, was ihn gnadenlos mit seinen Defiziten konfrontiert und sein Selbstwertgefühl immer von neuem verletzt.[3] Nur wenn die Patienten selbst nach solchen Übungen verlangen, sollte man solche Programme anbieten, wobei unbedingt zu beachten ist, daß es zu Erfolgserlebnissen kommen muß.

In der *Verhaltenstherapie* versucht man, erwünschtes Verhalten durch irgend eine Art von Belohnung hervorzurufen. Daß diese

---

2 Beispiel: Gehirn-Joggingsprogramme von Siegfried Lehrl und Bernd Fischer, hg. von den Verlagen Mediteg-Verlag, Limesstr. 5, 6303 Wehrheim, Multi-Media-Verlag, Beckenkamp 25, 4270 Dorsten 11, Vless-Verlag, Marienplatz 4, 8017 Ebersberg.
3 Goldfarb betont, daß hirnorganisch beeinträchtigte Patienten zwar im Rahmen ihrer verbliebenen Fähigkeiten gefördert werden, jedoch keinesfalls mit ihren Defiziten konfrontiert werden sollten. Goldfarb, A. J.: Institutional care of the aged. In: Behavior and adaption in late life. Hrgg. v. Busse und Pfeiffer. Boston 1969. Goldfarb, A. J.: Group therapy with the old and aged. In: Comprehensive group psychotherapy. Hrgg. v. Kaplan und Sadock. Baltimore 1971. Die gleiche Meinung vertritt Schulte. Schulte, W./Tölle, R.: Psychiatrie, Springer, Berlin, Heidelberg, New York 1977, S. 283–284. Auch Reisberg betont, daß Versuche, die Fähigkeiten seniler Leute zu erweitern, eher entmutigend seien. Reisberg, Barry. Hirnleistungsstörungen: Alzheimersche Krankheit und Demenz. Beltz, Weinheim u. München 1986, S. 195.

Therapie auch bei seniler Demenz anwendbar sei, wie eine ganze Reihe von Wissenschaftlern behaupten,[4] kann ich mir schlecht vorstellen.

Ich habe keine Angehörigen von Alzheimer-Patienten gefunden, die mir bestätigten, es sei möglich, den Patienten durch Lob oder andere Belohnungen zum Beispiel dazu zu bringen, rechtzeitig die Toilette aufzusuchen oder das ständige Hin- und Hertragen von Gegenständen oder andere „nervtötende" Verhaltensweisen zu unterlassen.

Wenn dennoch über positive Erfahrungen mit Realitätsorientierungs- oder verhaltenstherapeutischen Programmen berichtet wird, so ist dieser Erfolg möglicherweise weniger dem Lernprogramm als der Zuwendung zum Patienten zu verdanken.[5]

Diese Vermutung wird bestärkt durch Erfahrungen freiwilliger Besucher in der Interaktion mit verwirrten Pflegeheimbewohnern, über die E. Grond berichtet.[6] In dieser Untersuchung geht es endlich einmal nicht um Merkfähigkeit und Reaktivierung kognitiver Leistungen, sondern darum, ob ein Patient lächelt, strahlt, ruhig wird, eine Situation genießen kann. Es geht um seine Zärtlichkeits- und Geborgenheitsbedürfnisse. Es geht dar-

---

4 Baltes und Barton (1977); Hoyer (1978); Mishara (1977); Franks und Wilson (1976); Baltes und Lascomb (1975); Rinke (1978); Ritter-Vosen (1979); Gauthier und Marshall (1977). Alle Literaturangaben bei Gerk/Kanowski (siehe Anmerkung 1).
5 Das ist wohl auch die Meinung der Altersforscher Gertz und Kanowski, die eine Abhandlung über Realtitätsorientierungstherapie mit dem Satz beenden: „Es scheint, daß die schulmäßige Vermittlung von Lernstoffen in ihrer Bedeutung für eine erfolgreiche Therapie zurücktritt gegenüber der durch die zahlreichen bewußt gestalteten Therapeuten-Patienten-Kontakte besonderen kommunikativen Atmosphäre solcher Therapiestationen." (Gerk/Kanowksi, siehe Anmerkung 1), S. 451.
6 Grond, E.: Erfahrungen zur non-verbalen Kommunikation freiwilliger Besucher in der Interaktion mit verwirrten Pflegeheimbewohnern. In: Zeitschrift für Gerontologie, Band 17, Heft 2 (1984), S. 93–97.

um, ihn besser zu verstehen, ihn aus der stumpfen Apathie herauszuholen, zu aktivieren.

Das gelang durch regelmäßige Besuche, durch sprachliche und vor allem non-verbale Kommunikation (Blickkontakt, Hörkontakt, Körperkontakt) und durch einfache gemeinsame Tätigkeiten wie Abwischen des Tisches, Umziehen usw.

Dieser recht erfolgreiche Versuch, das Befinden von verwirrten Altenheimbewohnern zu verbessern, läßt sich einordnen in den Bereich der *Milieutherapie*, die davon ausgeht, daß nicht nur in jeder interpersonellen Begegnung, sondern auch in einer stimulierenden Umgebung therapeutische Kräfte stecken.

Der milieutherapeutische Ansatz ist bei den meisten Familien, die Angehörige pflegen, gleichsam von Natur aus gegeben. Dabei ist es den Pflegenden meist gar nicht bewußt, daß sie therapeutisch tätig sind, wenn sie einem verwirrten alten Menschen die Hand halten, ihm etwas vorlesen, ihn auf einem Spaziergang begleiten oder ihn in der Küche mithelfen lassen.

In besonders gut geführten Altenheimen ist es selbstverständlich, die Bewohner – auch wenn sie häufig oder ständig verwirrt sind – immer wieder zu Tätigkeiten anzuregen: Da wird gebastelt, da werden Plätzchen gebacken, Blumen gesteckt oder auch nur die eigenen Strümpfe gewaschen. In den meisten Altenheimen bleibt aber für solche Aktivitäten wegen Personalmangels wenig Zeit.

In der Familie gibt es sehr viel mehr Möglichkeiten, einen demenz-erkrankten Menschen am alltäglichen Leben zu beteiligen, sei es beim Kochen, Tisch decken, bei Gartenarbeiten oder beim Wäscheaufhängen. Dazu kommt noch der Vorteil, daß in der Familie dieser mileutherapeutische Ansatz ganz individuell angewandt werden kann. Nach unseren Erfahrungen wirkt nämlich jeweils das besonders stimulierend, was an frühere Gewohnheiten anknüpft: Die Werkzeuge, mit denen ein Mann in seinen gesunden Jahren umging, üben auch während seiner Krankheit eine gewisse Anziehungskraft auf ihn aus. Eine frühere Friseurin wird auch bei seniler Demenz nicht Lockenwickler und Haarna-

deln durcheinanderwerfen. Und eine ehemalige Hausfrau geht trotz starker Verwirrtheit immer noch sehr geschickt mit dem Messer um, wenn sie eine Kartoffel schält.
Es kommt also darauf an, solche Beschäftigungen zu finden, die an frühere Tätigkeiten oder Vorlieben anknüpfen.
Wenn allerdings die Krankheit so weit fortgeschritten ist, daß die „Hilfe" des verwirrten Familienmitgliedes eine zusätzliche Belastung für die anderen bedeutet, sind die Pflegenden oft einfach überfordert.

Was der Staat an Hilfe leistet, ist im Vergleich zum nötigen Einsatz der Pflegenden minimal.[7] Die Gesellschaft läßt die Familien mit ihren Problemen weitgehend allein. Oft wollen sich nicht einmal die eigenen Verwandten ein Bild darüber verschaffen, was da an Einsatz von den Pflegenden geleistet werden muß. Sie glauben, wenn sie jeweils zum Geburtstag mit einem Blumenstrauß ankämen, hätten sie ihren Anteil an Fürsorge erbracht. Beratung und Anleitung für den Umgang mit Alzheimer-Patienten oder Selbsthilfegruppen gibt es nur in wenigen Städten. Familien in ländlichen Regionen sind mehr oder weniger ganz auf sich selbst angewiesen. Die Nachbarschaftshilfe nimmt ab. Weil auch die von der Alzheimer'schen Krankheit betroffenen Familien so wenig Gelegenheit haben, ihre Erfahrungen auszutauschen,[8] haben wir versucht, einige für uns wichtige Erfahrungen in Wort und Bild festzuhalten. Vielleicht kann die eine oder andere Anregung anderen Familien ein wenig weiterhelfen. Und vielleicht wird dieses Buch auch als Appell an Staat und Gesellschaft verstanden, sich endlich mit der Situation Pflegebedürftiger und ihrer Angehörigen zu befassen und die nötigen Mittel für häusliche Pflege und humane Pflegeheime zur Verfügung zu stellen.

---

7 Siehe Anhang
8 Erfahrungsberichte von Lili Feldmann und von Alfred Fuhrmann, siehe Auswahl-Literaturliste

Alzheimer-Patient in der Familie.
Ein Erfahrungsbericht

Hier kann sie nicht bleiben

„Also hier kann sie nicht bleiben. Suchen Sie sich ein Pflegeheim!", erklärte der Leiter des Seniorenstiftes am Telefon, nachdem er uns berichtet hatte, was sich unsere Mutter in den letzten
Tagen alles „geleistet" hatte: Nachts an fremde Türen geklopft,
laut rufend durchs Haus gelaufen, sich im Heizungskeller einge-
schlossen, bis zur Erschöpfung durch fremde Straßen geirrt, wo
sie von Passanten aufgegriffen worden war.
Wir brachten sie in eine Klinik zur Untersuchung. Die Diagnose:
Hoher Verdacht auf „Morbus Alzheimer", die nach ihrem Ent-
decker Alois Alzheimer benannte Krankheit, eine „irreversible
degenerative Hirnerkrankung".
Die Symptome: Unaufhaltsame Rückschritte auf längst vergessene Stufen der Kindheit. Alles Erlernte verflüchtigt sich nach
und nach: das Orientierungs- und Erinnerungsvermögen, die
Zeitvorstellungen, das Schreiben, Rechnen, Lesen und schließ-
lich auch das Sprechen und Verstehen.
Über die möglichen Ursachen dieser Krankheit gibt es bisher nur
Hypothesen. Ein Mittel dagegen ist noch nicht gefunden.

Wann hat das eigentlich angefangen?

Solange unsere Mutter gesund war, war sie der Mittelpunkt der Großfamilie.

Lehrerin, dann Pfarrfrau und Mutter von sechs Kindern, „Sozialarbeiterin" der Gemeinde und schließlich umworbene Großmutter von zwölf Enkeln – das war ihr Leben. Nach dem Tod ihres Mannes lebte sie allein in einem Reihenhaus, hatte aber fast ständig Gäste bei sich.

Gelegentliche „Fehlleistungen" fielen uns zwar auf, wurden aber nicht sonderlich ernst genommen.

„Oma hat heute ihren schlechten Tag!", sagten die Enkel, als sie beim Kartenspiel ständig gegen die Regeln verstieß. „Mutter braucht eine neue Brille!", sagte die Tochter, als sie zunehmend falsche Telefonnummern wählte. „Mutters Schusseligkeit wird langsam gefährlich!", sagte der Sohn, nachdem sie am Gasboiler eine riesige Stichflamme erzeugt hatte.

„Eure Oma wird aber alt!", sagten die Nachbarn, als Oma im Laden vergessen hatte, was sie einkaufen wollte.

Geschichten über Mutter wurden erzählt, die auf uns wenig glaubwürdig wirkten: „Sowas würde sie nie tun! Da kennen wir sie aber besser!"

Erst als sie aufgeregt immer wieder von einem unheimlichen Mann erzählte, der stundenlang in der Dämmerung in ihrem Garten stünde, den aber außer ihr niemand gesehen hatte, und der nachts an ihrer Haustür läuten würde, was außer ihr niemand gehört hatte, tauschten wir besorgte Blicke: Hat Mutter nur geträumt?

Zunehmend behauptete sie Dinge, die unmöglich stimmen konnten, und reagierte rechthaberisch oder gekränkt, wenn man sie darauf aufmerksam machte. Sie konnte einen fast kindlichen Eigensinn an den Tag legen und gewöhnte sich einen weinerlich-jammernden Ton an, den wir bisher nicht an ihr gekannt hatten.

Aber gleichzeitig führte sie immer noch ihren Haushalt, war noch immer die verständnisvolle Mutter, die sich in andere hineindenken konnte, die die originellsten Geschenke auswählte und die schönsten Rollenspiele für die Enkel erfand.

Dann kam die Geschichte mit der Reise, die uns endgültig zwang zu erkennen, daß etwas mit ihr geschehen sein mußte. Sie hatte ihren Besuch bei uns angekündigt, und wir hatten am Telefon die günstigste Zugverbindung mit ihr abgesprochen. In der uns nahegelegenen Stadt, so hatten wir abgemacht, wollten wir sie am Bahnsteig abholen, um dann per Auto mit ihr in unser Dorf zu fahren. Gut zwei Stunden vor der verabredeten Ankunftszeit klingelte es an unserer Hautür. Eine völlig aufgelöste, weinende Oma stand vor uns in Begleitung eines Taxifahrers, dessen Gesicht deutlich erkennen ließ, was er von Leuten hielt, die „vergessen", ihre Großmutter abzuholen.

Mühsam fanden wir heraus, was geschehen war: Unsere Mutter muß etwa drei Stunden vor der verabredeten Zeit zuhause losgefahren sein, hatte sich auf dem Bahnhof den nächsten Zug, der in unsere Richtung fuhr, zeigen lassen und war so mit Hilfe der Mitreisenden auch am richtigen Zielbahnhof angekommen. Nun stand sie mit ihrem Koffer auf dem Bahnsteig, aber niemand war da, um sie abzuholen. Panik muß sie ergriffen haben, denn plötzlich wußte sie unsere Adresse, ja nicht einmal unseren Namen mehr. Verzweifelt irrte sie vor dem Bahnhofsgelände auf und ab, bis sie einem Taxifahrer auffiel, der ihr seine Hilfe anbot. Nacheinander nannte er alle nahegelegenen Ortschaften, bis der gesuchte Ortsname fiel. Und obwohl sie dort nur noch den Vornamen ihrer Tochter angeben konnte, wurde mit Hilfe einiger Dorfbewohner das richtige Haus gefunden. Schluchzend fiel sie mir in die Arme wie ein wiedergefundenes Kind nach langer Irrfahrt.

Daß sie selbst die unangenehme Geschichte ausgelöst hatte, war ihr nicht beizubringen. Aber schließlich verzieh sie uns unsere „Vergeßlichkeit".

Aber nun war klar: allein leben konnte sie nicht mehr. Zu einem ihrer Kinder ziehen? Das wollte sie auf keinen Fall. „Unabhängig sein, wißt Ihr, ist das allerwichtigste!" Sie hatte sich schon vor

Jahren um eine Einzimmerwohnung in einem Seniorenstift beworben. Als endlich ein Platz frei wurde, drängten wir sie, ihn nun auch anzunehmen. Zögernd stimmte sie zu. Merkwürdig unbeteiligt überließ sie uns die Teilauflösung ihres Haushaltes. Es schien sie nicht zu interessieren, wohin ihre Sachen gebracht wurden. Den Umzug selbst wollte sie nicht miterleben. Sie verbrachte den Tag bei einer Freundin, schien dann aber doch angenehm überrascht zu sein, wie schön ihre alten Möbel in der neuen Wohnung zur Geltung kamen.

Sich in der neuen Umgebung zurechtzufinden, war sehr schwierig für sie. Eine Zeitlang konnte sie die Tatsache, daß sie sich den Weg zum Speisesaal nicht merken konnte, geschickt überspielen, indem sie sich einfach an andere Stiftbewohner anschloß, die den gleichen Weg vorhatten.

Schwieriger war es, den Weg zu ihrem Appartement zurückzufinden. So oft man ihr den Weg auch beschrieb – am nächsten Tag hatte sie ihn wieder vergessen. Sie hatte Mühe, die richtige Tür zu finden und Mühe, mit dem Schlüssel umzugehen. Sie verzichtete auf das Fernsehen, weil sie nicht mehr wußte, wie „das Ding" anzuschalten war. Hilfreiche Hände bepflasterten ihre Wohnung mit immer mehr Zetteln, die Telefonnummern enthielten und Hinweise wie: „Zuerst hier drücken, dann da." „So geht es auf – so geht es zu." „Achtung, Wasser ist heiß."

Ihre Medikamente wurden ihr in beschrifteten Schalen mit verschiedenen Fächern zugeteilt. Sie nahm alles auf einmal oder warf „das Zeug" in den Mülleimer.

Wir ahnten, daß das nicht gutgehen konnte. Aber wir waren dann doch überrascht von der Geschwindigkeit, mit der die Fähigkeit, sich zu orientieren und für sich selbst zu sorgen, abnahm.

Sie las ihre Post nicht mehr, konnte keine Telefonverbindung mehr herstellen, keinen Kaffee mehr zubereiten, sich nicht mehr korrekt anziehen.

Zunächst hatten wir geglaubt, mit zusätzlicher Hilfe im Heim könnten diese Schwächen ausgeglichen werden. Aber dann ver-

20

schlechterte sich ihr Zustand so sehr, daß uns klar wurde: Mutter muß rund um die Uhr betreut werden.
Die Diagnose DAT (Demenz vom Alzheimer Typ) war niederschmetternd. Schlagartig sollten die Rollen getauscht werden: Wir, die Kinder und Enkel, sollten die Mutter-Rolle übernehmen für Mutter und Oma, das Kind. Mitleid, Angst und Auflehnung lösten sich ab und vermischten sich. Niemand war da, der uns beraten konnte.

Was nun?

Unsere Mutter hatte sechs Kinder, fünf Schwiegersöhne und -töchter und zwölf Enkel. Aber alle sind berufstätig oder noch in der Ausbildung. Nach intensiven Gesprächen mit meinem Mann und meinen Kindern boten wir an, Mutter zu uns zu nehmen. Das Gästezimmer sollte Omas Zimmer werden.
Um eine solche Entscheidung durchhalten zu können, reichen spontanes Mitleid, Liebe und Dankbarkeit nicht aus. Nüchterne, klare Abmachungen unter den Geschwistern über die bestmögliche Verteilung der künftigen finanziellen und sonstigen Lasten sind umumgänglich.
Wer keine Familie hat, ist übel dran. Das wichtigste bei der Betreuung eines Alzheimer-Patienten ist nämlich eine große Familie und die Entschlossenheit der Hauptbetreuer, nicht nur sich selbst, sondern auch anderen etwas zuzumuten und fremde Hilfe ohne falsche Scham oder aufkommende Verbitterung einzufordern. Man darf sich nicht mit allgemeinen Beruhigungsfloskeln wie „wir sind ja auch noch da" zufriedengeben, sondern muß so frei sein nachzufragen, was das denn nun konkret heißen soll, wann denn mit welcher Hilfe zu rechnen ist. Man muß den Mut haben zu erklären, daß Überraschungshilfsangebote nach dem Motto „ich wollte mal eben vorbeischauen und nach Eurer Mutter sehen" für die Betreuer weniger hilfreich sind als angekündigte Besuche, die es dem „Pflegedienst" ermöglichen, „Freizeitpläne" zu schmieden.

Je nüchterner und schonungsloser man bespricht, welcher Verlust an Freiheit und Freizeit, Lebensraum und Intimität ein solcher Pflegedienst mit sich bringt, welche Anforderungen an Geduld und Humor gestellt werden, wieviel Ekelgefühle zu überwinden sein werden, um so größer ist die Chance, die gestellten Aufgaben auch bewältigen zu können.

Man muß wissen, daß das hautnahe Miterleben des geistigen Todes einer geliebten Persönlichkeit belastender und schmerzhafter sein kann als der Tod selbst. Und man muß sich klarmachen, daß von nun an die Angst, selbst einmal ein solches Schicksal zu erleben, zum ständigen Begleiter wird.

Am unproblematischsten war bei uns die Regelung der Finanzen. Wir waren insofern gegenüber den meisten vergleichbaren Fällen privilegiert, als Mutter eine gute Pension bekam. Von dem Geld, das Mutter im Seniorenstift hätte ausgeben müssen, sollte eine Haushälterin engagiert werden, damit Mutters Betreuung auch während meiner Berufstätigkeit sichergestellt war. Durch einen besonderen Glücksfall fanden wir außerdem eine pensionierte Krankenschwester, die in unserer Nähe wohnte und bereit war, bei der Morgen- und Abendtoilette zu helfen, wenn es nötig war. Das restliche Geld sollte als Beitrag für Kost und Logis in die Haushaltskasse gehen. Eventuell notwendige Kosten für zusätzliche Betreuung, z. B. während der Ferien, sollten auf alle Kinder aufgeteilt werden.

Es ist viel einfacher, Geld einzusammeln als Zeit. Alle Kinder hatten versprochen, Mutter von Zeit zu Zeit für einige Tage zu sich zu holen, um meiner Familie und mir eine „Verschnaufpause" zu ermöglichen. Diese Versuche erwiesen sich schnell als undurchführbar, weil der Ortswechsel für Mutter offensichtlich zu belastend war. Sie fand die Toilette nicht, bekam Darmbeschwerden, irrte nächtelang durch's fremde Haus und ließ die Gastgeber nicht zur Ruhe kommen. Wir beschlossen deshalb, Mutter nur noch in ihrer gewohnten Umgebung zu belassen und möglichst viel Betreuungsbesuch anzufordern. Eine bequeme Schlafcouch für Gäste wurde angeschafft. Mein Bruder führte regelrecht Buch darüber, wer sich wann um unsere Patientin kümmerte. Ohne das ging es leider nicht. Wir verschickten etwa alle vier Monate einen Terminplan, der von Familie zu Familie weitergeleitet wurde und in den sich jeder eintrug, der bereit war, die Betreuung zu übernehmen, sei es für einige Stunden, einen Tag oder ein ganzes Wochenende.

Eine solche Betreuung ist natürlich nur dann eine Entlastung, wenn die Gäste sich benehmen, als wären sie im eigenen Haushalt, sich selbst ihr Bett richten, einkaufen, kochen.

Anweisungen für die Pflege der Patientin müssen auch für die Aushilfsbetreuer so klar sein, daß längere „Einführungsreferate" überflüssig sind – angefangen von einer Liste darüber, wann welche Medikamente einzunehmen sind, bis zur Beschriftung der Waschlappen und Handtücher im Bad für „oben" und „unten".

Man muß auch darüber sprechen, daß es nicht nur den Töchtern und Enkelinnen, sondern auch den Söhnen und Enkeln zuzumuten ist, die Oma zu baden, ihr Gebiß zu reinigen, sie auf die Toilette zu führen und abzuwischen. Einweg-Handschuhe können dabei helfen, sind aber keine Garantie dafür, daß jemand seine Probleme z. B. beim Umgang mit einem fremden Gebiß überwindet.

Wir haben solche Schwierigkeiten dadurch gelöst, daß unsere Krankenschwester den ungeübten Betreuern täglich zweimal zu Hilfe kam und die Morgen- und Abendtoilette übernahm. Damit haben wir sehr gute Erfahrungen gemacht.

Wir waren sogar soweit ermutigt, daß wir versuchten, den Kreis der Betreuer noch über die Kinder und Enkel hinaus auszudehnen, indem wir Freunde und Verwandte, die unserer Mutter einmal sehr nahe standen, baten, doch ebenfalls dann und wann einen Betreuungstag zu übernehmen.

Natürlich wurden wir gefragt, ob soviel Wechsel in der Betreuung für Mutter nicht eher schädlich als nützlich sei. Dazu ist zu sagen:

Viel wichtiger als die immer gleiche Betreuung war für Mutter die immer liebevolle, geduldige Betreuung. Sie brauchte mindestens so viel Zuwendung und Liebe wie ein kleines Kind und erheblich mehr Beschäftigungstherapie, weil sie sich im Gegensatz zu einem kleinen Kind nicht mehr selbst beschäftigen konnte. Wandte man sich ihr freundlich zu und bezog sie in eine Tätigkeit ein, war sie glücklich.

War sie sich selbst überlassen, irrte sie ruhelos durch die Wohnung, trug Gegenstände von einer Ecke in die andere und zeigte Gefühle von Trauer und Angst.

Unsere Patientin zog sich so gut wie nie in ihr eigenes Zimmer zurück. Sie wollte auch keinen Mittagsschlaf halten. Sie ließ sich zwar gern auf ihr Sofa betten und zudecken, erschien aber nach spätestens zehn Minuten wieder da, wo die Familie sich aufhielt. Erst in den letzten Monaten ihres Lebens legte sie sich manchmal nach dem Frühstück in unserem Wohnzimmer auf die Couch und schlief noch einmal ein. Sie wollte auch im Schlaf möglichst da sein, wo die anderen waren.

Die Überforderung der Betreuer ist die größte Gefahr für einen Alzheimer-Patienten, für den Zuwendung wichtiger ist als Essen und Trinken. Überforderte Betreuer können einfach nicht die Geduld und Freundlichkeit, den Humor und die Gelassenheit aufbringen, auf die ein Alzheimer-Patient so dringend angewiesen ist.

Niemand ist in der Lage, einem verwirrten alten Menschen rund um die Uhr mit gleichbleibender Liebe und Freundlichkeit zu begegnen. Jedes Saubermachen verbraucht ein Stück Zärtlichkeit, jedes korrigierende Eingreifen verschluckt ein Stückchen Geduld. Und weil es bei einem alten Menschen nicht so viele Anlässe gibt, in Entzücken auszubrechen wie bei einem Kind, dessen Entwicklung man mit Freude verfolgt, ist es auch viel schwieriger, immer von neuem wieder Geduld und Freundlichkeit zu tanken. Dazu sind Atempausen nötig und die Möglichkeit, wenigstens für einige Stunden Abstand zu gewinnen in dem Bewußtsein, andere kümmern sich um den Patienten.

Dadurch wird man dann auch wieder aufnahmefähig für Situationen, die Heiterkeit oder tiefe Rührung auslösen können und zärtliche Gefühle immer wieder neu entstehen lassen. Manche unerwartete Äußerung unserer Mutter löste Freude und schallendes Gelächter aus, in das sie dann einstimmte, so z. B., als sie auf die Aufforderung, ihre Arznei zu nehmen, plötzlich ihr Lallen unterbrach und entschieden antwortete: „Ich denke nicht daran!" Und wie konnte sie sich freuen, wenn eines ihrer Kinder auftauchte! Auch als sie keine Namen mehr wußte und sich nicht mehr verbal verständigen konnte, war diese Wiedersehensfreude unübersehbar und machte uns froh.

Unsere Mutter verlor innerhalb von zwei Jahren die Sprache – zuerst das Sprechen, dann auch das Verstehen. Mit dem Verstand verlor sie aber keineswegs auch das Gefühl, und diese Tatsache bedeutete für uns Glück und Überforderung zugleich.

Mutter reagierte selbst dann noch geradezu feinfühlig auf Stimmungen und auf die Haltung, die man ihr gegenüber einnahm, als sie schon die einfachsten Anweisungen nicht mehr verstand. Sie versuchte, mich zu streicheln, als ich wieder einmal in Tränen ausbrach angesichts der Köttel, die ich im Nachttisch, im Hausschuh, unter dem Bett fand.

Sie gab wimmernde Klagetöne von sich, als sie sah, wie ich auf Knien rutschend versuchte, die neuesten Pfützen auf ihrem Teppichboden zu trocknen.

Und sie war immer noch fürsorglich: Als ihr Sohn sich während eines Spazierganges auf den Rand eines kleinen Sees zu bewegte, wurde sie sichtlich unruhig und durchbrach ihr übliches Schweigen plötzlich mit dem Aufschrei: „Rutsch net!"

Ebenso deutlich, wie sie Zärtlichkeit und Fürsorge ausdrücken konnte, ließ sie uns spüren, daß sie manchmal beleidigt, ärgerlich, wütend oder traurig war. In der Erregung konnte sie dann plötzlich auch losschimpfen in durchaus verständlichen Worten: „Du bist ein scheußlicher Mensch!", schleuderte sie mir einmal ins Gesicht, (nachdem sie tagelang nur unverständliche Silben gestammelt hatte), weil ich ungeduldig geworden war.

Sie besaß bis zuletzt ein ausgeprägtes Gefühl für Würde. Sobald sie sich gezogen, geschoben oder zu irgend etwas gezwungen fühlte, reagierte sie mit Widerstand oder gar mit Wut. Sie wollte nicht in Gegenwart anderer gefüttert werden und ließ sich nur von Leuten zur Toilette führen, die liebevoll mit ihr umgingen. Mit Druck oder Gewalt konnte man sie weder aus dem Bett holen noch zu Tisch führen. Spielte man aber ein kleines Rollenspiel, wobei man sich höflich vor der „Frau Gräfin" verneigte und ihr den Arm bot, ging sie meistens lächelnd darauf ein. Eine Zeitlang hat sie sogar solche Rollenspiele mitgestaltet, auch, als ihr Sprachvermögen schon weitgehend zerstört war.

Und sie konnte – ein Wunder – immer noch viele Melodien singen, Choräle zum Beispiel, wenn auch ohne Text.

Singen hat für sie offensichtlich eine ähnliche Bedeutung gehabt wie gestreichelt zu werden oder in der warmen Badewanne zu liegen: Momente des Glücks im (durchaus empfundenen) Unglück.

Was kann ich machen?

Als Mutter zu uns kam, merkten wir schnell: das wichtigste für sie war, etwas tun zu können. Als sie noch gesund war, hatte sie sich als unser Gast stets tatkräftig und mit Lust eingesetzt: mit den Kindern gespielt, Wäsche gebügelt, Strümpfe gestopft, Geschirr abgewaschen, die Spielschränke der Kinder geordnet, Kuchen gebacken, Obst gepflückt und zu Marmelade verarbeitet, aufgeräumt, ohne über unsere Unordnung zu jammern. Auch nachdem sie krank geworden war, machte sie bei uns am liebsten alle die Tätigkeiten, an die sie gewöhnt war. Neues war ihr nicht mehr beizubringen, und „unnütze" Aktivitäten wie Malen oder Basteln lehnte sie häufig ab.

Von sich aus konnte sie nichts mehr in Angriff nehmen, so daß klar war, es kam nun darauf an, Beschäftigungen für sie zu finden, die sie unter Anleitung ausführen konnte.

Am Anfang gelang es noch relativ leicht, Mutter in die Alltagsarbeit einzubeziehen. Sie benahm sich wie ein etwa siebenjähriges Kind, das brennend daran interessiert ist, helfen zu dürfen. Anstatt das ganze Geschirr in die Spülmaschine zu räumen, überließen wir Mutter einen Teil davon zum Abwasch. Sie schnitt Zwiebeln, schälte Kartoffeln, schabte Rüben und rührte ausdauernd im Kochtopf. Sie belegte den Kuchen mit Apfelstücken und half, den Tisch zu decken. Sie faltete Wäsche zusammen und lachte übers ganze Gesicht, wenn wir die großen Bettlaken an den vier Enden packten und ausschlugen, daß es knallte. Sie hantierte mit dem Staubsauger und schob umsichtig den Einkaufswagen durch die Geschäfte, strich liebevoll über frisch bezogene Betten, leerte den Mülleimer, staubte die Figuren im Regal ab, ohne etwas zu zerbrechen. Sie cremte die Schuhe sorgfältig ein und sortierte die gewaschenen Socken zu Paaren. Sie goß die Blumen und half, die Beeren im Garten zu ernten – und das alles trotz seniler Demenz!

„Was könnte ich denn jetzt machen?", war der Satz, den sie unzählige Male am Tag wiederholte. Wurde sie in eine Tätigkeit einbezogen, war sie glücklich. War sie sich selbst überlassen, wurde sie unruhig und weinerlich.

Allerdings wurde der Einfallsreichtum der Familie dann bald auf eine harte Probe gestellt, denn die Variationsbreite der Tätigkeiten, die sie übernehmen konnte, nahm rapide ab.

War sie bei ihrer Ankunft in unserer Familie etwa auf dem Niveau eines siebenjährigen Kindes, so fiel sie im Zeitraum von etwa drei Monaten jeweils um ein weiteres Jahr zurück.

Bei ihrer Ankunft konnte sie noch fehlerfrei zu Papier bringen, was man ihr diktierte. Zwei Jahre später konnte sie nicht einmal mehr ihren Namen schreiben.

Ihr Sprechvermögen nahm rasch ab, aber auch mit der Verständigung wurde es immer schwieriger. Sie konnte schließlich Anweisungen nicht mehr verstehen und strapazierte mit ihrem Tatendrang die Nerven der ganzen Familie – oft bis zur Erschöpfung.

Sie räumte das schmutzige Geschirr in den Schrank, fing beim Rühren plötzlich an, aus der Schüssel zu essen, kippte die frisch gekauften Himbeeren lächelnd in den Mülleimer, räumte den soeben gedeckten Tisch wieder ab, schob die ungeöffnete Post in Schubladen, wo sie erst nach Wochen zufällig gefunden wurde.

19. 3. 1980

weiter so von Strauß bestimmt wird wie das zurückliegende.
Inzwischen hast Du Dich sicher mehr in Deinen neuen Beruf
hineingelebt und Dir vielleicht ein dickeres Fell zugelegt.
Daß man das in der Politik braucht, hat unsere Landtags-

20. 3. 1986

Konfirmation, von ~~Gesriba~~ abgeholt Kajo abgeholt
und wieder in unser „Schloß" zurückgebracht
werden. Lore hat ~~für beute~~ ihre Freundinnen

7. 12. 1986

Sonntag
7 Dezember
Am Mittwoch
Feuerwehrtag
4 Uhr
11 Uhr
morgens

1. 2. 1989

BEET ,   AUTO

~~BOB~~ BLUME ,

HUt

                SEE S

BACH   ~~[crossed out]~~

SABINE .

Sie zog bis zu fünf Kleider übereinander an, cremte statt der Schuhe die Tischplatte ein, benutzte das Geschirrtuch als Taschentuch und goß statt der Blumen den Fußboden.

Manchmal gefährdete sie sich selbst: Sie verbrühte sich die Hand mit heißem Dampf und stürzte zu Boden, nachdem sie versucht hatte, mit den Beinen in die Ärmel ihres Morgenrockes zu steigen. Sie verließ in einem unbeachteten Augenblick das Haus und überquerte eine Straße, ohne nach rechts oder links zu sehen. Dazu kam, daß sie neuerdings nachts durch die Wohnung irrte, Schränke ausräumte und jeden Stuhl als Toilette benutzte. Vor allem diese nächtlichen Eskapaden waren es, die uns immer wieder an den Rand der Verzweiflung brachten.

Alle Betreuer mußten sich täglich neu den negativ veränderten Bedingungen anpassen. Immer wieder wurden neue Lösungen für neue Probleme gefunden:

Der Hausarzt verschrieb Mutter ein anderes Schlafmittel, das ihr und uns von da an eine relativ ruhige Nacht bescherte. Alle Schränke, auch ihre eigenen, wurden nun abgeschlossen und die Schlüssel an einer zentralen Stelle deponiert. Das Treppenhaus wurde durch ein Holzgitter nachts abgesichert, die Haustür wurde abgeschlossen. Alle zwei Stunden führte sie jemand zur Toilette. Für die Nacht besorgten wir uns Papierwindeln. Wir ließen die ganze Nacht kleine Lampen brennen, so daß es nie richtig dunkel war.

Um sie zu beschäftigen, mußten einfachere Variationen früherer Tätigkeiten entwickelt werden:

Statt zu bügeln, faltete Mutter die Gästehandtücher zusammen.

Zum „Stopfen" boten wir ihr alte Socken an, in die wir Löcher geschnitten hatten.

Weil das Stricken nicht mehr ging, gaben wir ihr ausrangierte Pullover zum Aufribbeln.

Als sie beim Tisch abwischen zu viele Pfützen hinterließ, verlagerten wir solche Tätigkeiten auf den Balkon, wo Gartenstühle abgewaschen werden konnten.

Auch für altbekannte Spiele mußten wöchentlich neue Regeln gefunden werden. Als Mutter noch gesund war, hatte sie mit ihren Kindern und Enkeln häufig und gern gespielt. Auch während ihrer Krankheit ließ sie sich gern auf Spiele ein. Schwierige Spiele ersetzten wir nach und nach durch Spiele für zwei- bis dreijährige Kinder. Bei anderen konnte man die Spielregeln ändern: Bei „Scrabble" standen zum Wörterlegen alle Buchstabensteine zur Verfügung, „Elfer-Raus" spielten wir nur noch mit drei, dann mit zwei, dann nur noch mit einer Farbe. „Memory" reduzierten wir auf 4 bis 5 Bildpaare, die offen auf den Tisch gelegt wurden.

Auch als wir manchmal den Eindruck hatten, nun ginge gar nichts mehr, fand sich immer wieder etwas, was noch möglich war: Mit den Scrabble-Steinen konnte man Türmchen bauen, Dominosteine in Reihen aufstellen, die dann umgestoßen wurden, mit Elfer-Raus-Karten konnten die Zahlenkarten 1 bis 5 in die richtige Reihenfolge gelegt werden.

Es machte ihr Spaß, einen Ball über den Tisch zu rollen und zu fangen, im Garten Blumen zu gießen, in einer Illustrierten zu blättern, Spaziergänge in Begleitung zu unternehmen und Kindern beim Spielen zuzusehen, Melodien zu summen oder einfach nur neben einer vertrauten Person auf dem Sofa zu sitzen und ihre Nähe zu spüren.

Wir hatten uns innerlich darauf eingestellt, daß dieser Zustand noch lange andauern würde. Wie lange wir als Betreuer durchhalten würden, wußten wir nicht. Der Gedanke, Mutter eines Tages in ein Pflegeheim zu bringen, tauchte immer dann auf, wenn die Überforderung besonders groß war.

Aber dazu kam es nicht mehr. Eines Nachts weckte uns unsere Tochter, die in Omas Nähe geschlafen hatte, mit dem Ruf, Oma sei gestürzt und könne nicht mehr aufstehen.

Wir hatten Mutter auch davor schon mehrfach auf dem Fußboden liegend oder sitzend vorgefunden. Es war aber immer möglich gewesen, ihr wieder aufzuhelfen und sie zu Bett zu bringen.

Diesmal ging das nicht. Sie konnte plötzlich nicht mehr stehen oder gehen. Die Beine schienen wie aus Gummi zu sein. Weil sie offensichtlich auch Schmerzen hatte, bestellten wir den Krankenwagen und fuhren noch in der Nacht ins Krankenhaus. Die Diagnose: Nichts gebrochen! Der Krankenwagen brachte uns wieder nach Hause. Mutter war inzwischen so aufgeregt, daß sie, nachdem sie wieder in ihr Bett gebracht worden war, ständig aufstehen wollte. Wir trugen sie zur Toilette, aber auch danach versuchte sie ununterbrochen, das Bett zu verlassen.

Während mein Mann mit meinem Sohn zur Sozialstation fuhr, um dort ein Gitterbett auszuleihen, war ich vergeblich bemüht, Mutter zu beruhigen und im Bett zu halten. Weder mit sanfter Gewalt noch mit Bitten und Streicheln war sie zu bewegen, ruhig liegen zu bleiben. Schließlich schien sie eingeschlafen zu sein. Ich begab mich kurz ins Bad. Kaum hatte ich den Raum verlassen, hörte ich einen dumpfen Fall: Mutter hatte versucht aufzustehen und war sofort wieder gestürzt.

Nachdem das Gitterbett eingetroffen war, legten wir sie hinein und telefonierten mit dem Arzt. Seine Diagnose nach der Untersuchung: Eindeutig Oberschenkelhalsbruch. Eine Einweisung ins Krankenhaus befürwortete er jedoch nicht, weil Mutter Fieber hatte und deshalb ohnehin jetzt nicht operiert werden konnte.

Ein Katheder wurde gelegt. Mutter schien nicht mehr bei Bewußtsein zu sein. Sie atmete mit offenem Mund. Phasen der Erregung, bei denen sie die Hände verkrampfte und Wörter wie „schnell! schnell!" flüsterte, wechselten ab mit Phasen der Entspannung oder völliger Abwesenheit.

Unsere Krankenschwester zeigte uns, wie wunde Stellen am Rücken, die schon nach drei Tagen zu sehen waren, zu behandeln sind, was bei der Mundpflege zu beachten ist, wie Mutter gelagert werden muß. Wir hielten die Luft mit Hilfe eines Tauchsieders feucht und gaben Mutter etwa jede Viertelstunde löffelchenweise zu trinken. Mit der Nachtwache wechselten wir uns ab. Nach einer Woche, am 16. Oktober 1989, starb Mutter morgens ohne jeden Todeskampf. Es schien, als habe sie vergessen weiterzuatmen. Tochter, Sohn, Enkelin und Enkel waren bei ihr. Unsere Tochter Barbara, die mit besonderer Liebe an ihrer Oma hing, hatte während der Krankheit ihrer Großmutter zahlreiche

Beobachtungen über den Krankheitsverlauf notiert und war von ihrem Biologielehrer angeregt worden, diese Notizen weiter auszuarbeiten und im Wettbewerb „Jugend forscht" einzureichen. (Auch das kann eine Form der Trauerarbeit sein.) Meine Freundin Edith Lackmann hatte während Mutters Krankheit zahlreiche Fotos gemacht, die wir zunächst nur als Erinnerung an Mutter behalten wollten.

Freunde und Verwandte fragten dann, ob wir aus beiden Dokumentationen nicht ein kleines Buch machen wollten, um zu berichten, was trotz seniler Demenz für den Patienten noch möglich ist und wie verschiedene Beschäftigungen je nach Fortschreiten der Krankheit variiert werden können.

Wir hoffen, daß davon einige Anregungen für andere Familien in gleicher Lage ausgehen können.

Wenn dieses Buch außerdem dazu beitragen könnte, daß die Frage der Beschäftigungstherapie in Alten- und Pflegeheimen wieder stärker in das Blickfeld des öffentlichen Interesses rückt, hätte es seinen Sinn erfüllt.

Zuwendung und Anregung.
Bilder aus dem Alltag

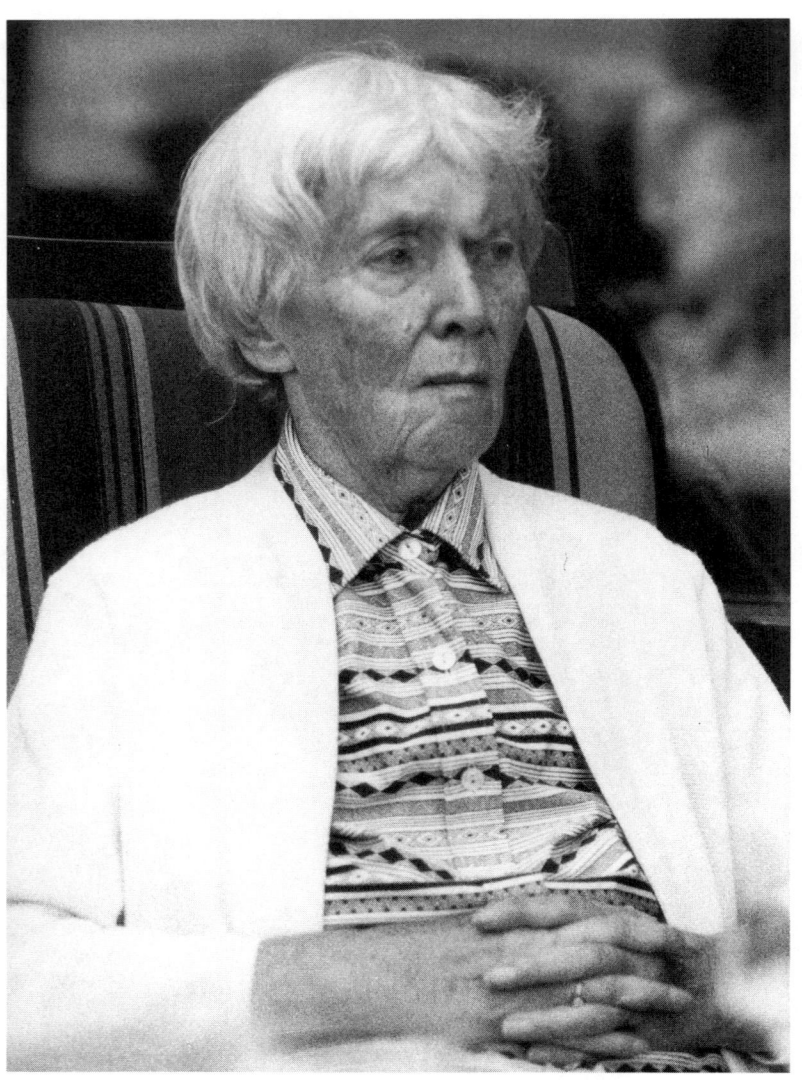

Die Frage, wieweit sich ein Alzheimer-Patient seiner Krankheit bewußt ist, läßt sich nicht eindeutig beantworten.

Die Anfangsstadien ihrer Krankheit hat unsere Mutter aber sehr schmerzhaft erlebt. Sie merkte, daß immer größere Gedächtnislücken auftraten und daß es ihr immer schwerer fiel, sich zu orientieren. Sie litt darunter, daß sie sich nicht mehr wie früher an Gesprächen beteiligen konnte und war oft voll Trauer und Angst.

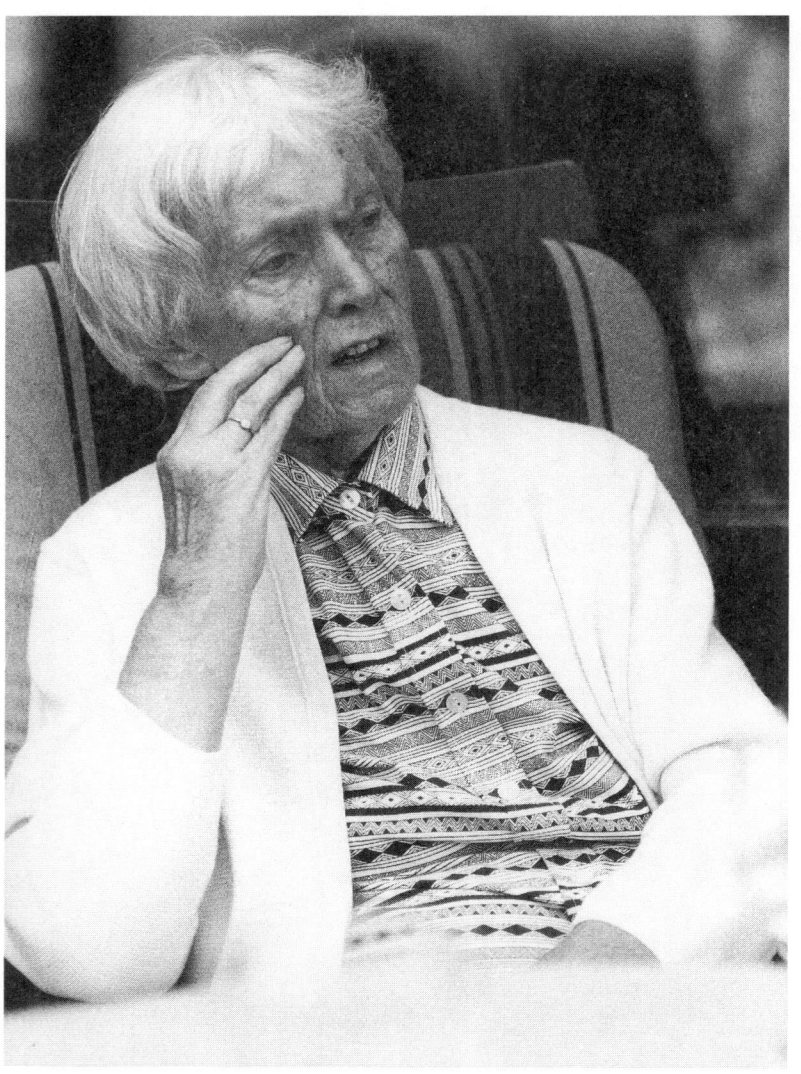

In den Anfangsphasen der Krankheit kam es häufig zu unerfreulichen Diskussionen, weil Mutter rechthaberisch Dinge behauptete, die unmöglich stimmen konnten. Da es so schwer zu ertragen ist, daß ein Mensch, auf dessen Urteil man zeitlebens viel gegeben hat, plötzlich Unsinn redet, neigt man dazu, ebenso rechthaberisch den anderen zur Einsicht zwingen zu wollen.

Alzheimer-Patienten gegenüber sind solche Diskussionen unsinnig und grausam, denn sie konfrontieren den Patienten schmerzhaft mit seinen Defiziten und stürzen ihn in Depressionen.

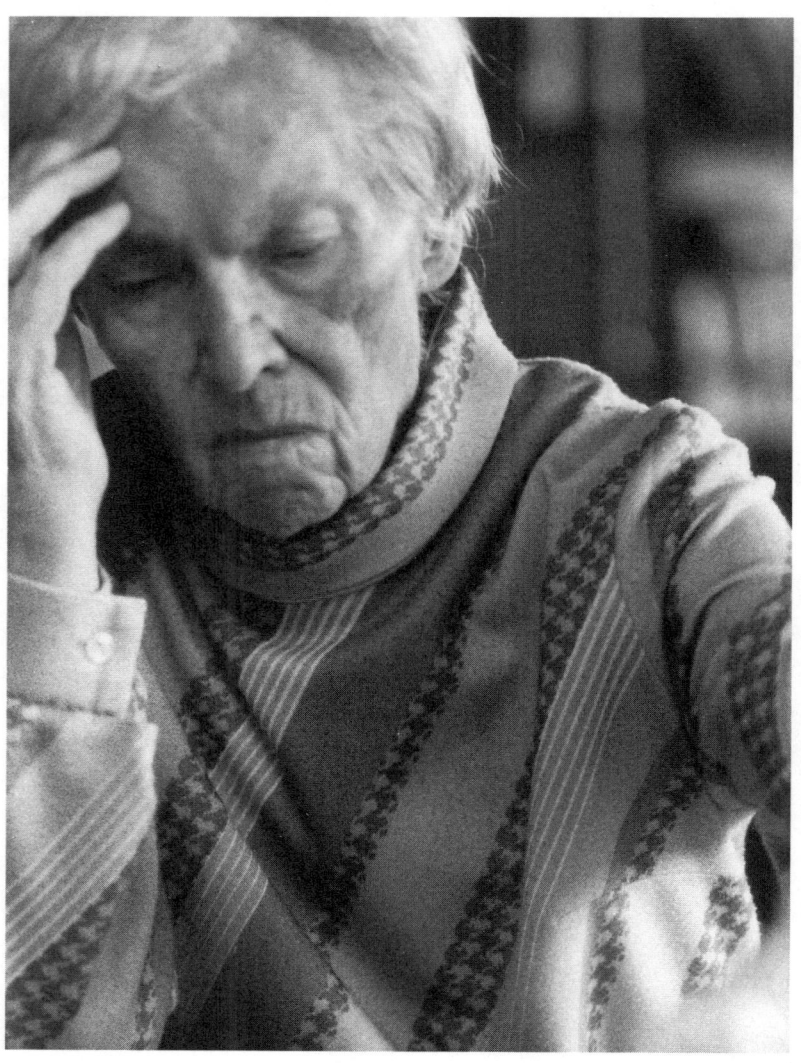

Alzheimer-Patienten sind sehr verletzbar, auch dann noch, wenn die sprachliche Kommunikation schon sehr schwierig geworden ist. Manche Patienten reagieren aggressiv auf fremde oder eigene Fehlleistungen.

Unsere Mutter zog sich beleidigt zurück oder legte sich mit Kleidern und Schuhen in ihr Bett, wenn sie Wut hatte. Solches Verhalten war meist ihr Signal: Ich möchte, daß sich jemand um mich kümmert!

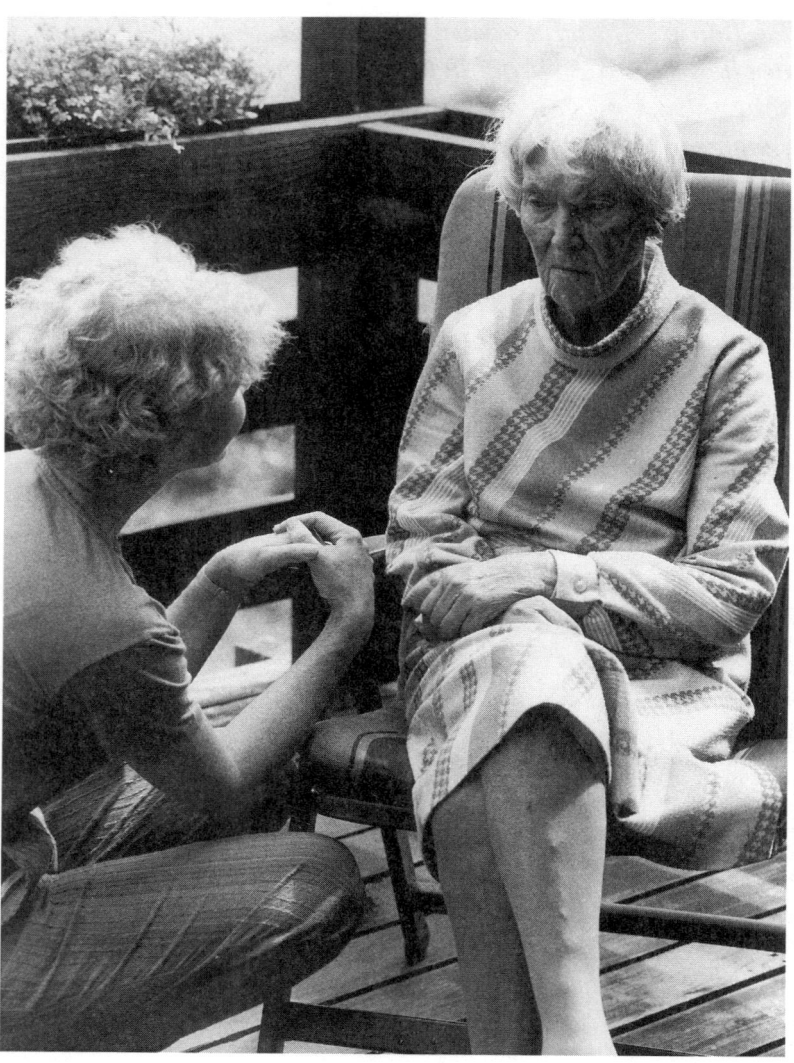

*Sprich mit mir – das ist vielleicht die wichtigste
Therapie im Umgang mit Alzheimer-Patienten.*
*Als unsere Mutter selbst schon nicht mehr Herrin
ihrer Sprache war, kam sie oft zu mir und jammerte:
„Sag doch! Sag doch!" Wir wußten, sie wollte dann
hören, was los war (obwohl sie es gleich wieder
vergaß), was für den Tag geplant war, was wir als
nächstes tun würden…*
*Auch abends vor dem Einschlafen wurde sie sichtlich
entspannter, wenn man mit ruhiger Stimme noch eine
Weile zu ihr sprach, ihr zum Beispiel sagte, daß alle
Menschen im Dorf jetzt müde seien und zu Bett
gingen, daß im Zimmer nebenan die Enkelin schlafe,
daß wir am nächsten Morgen gemeinsam frühstücken
würden…*

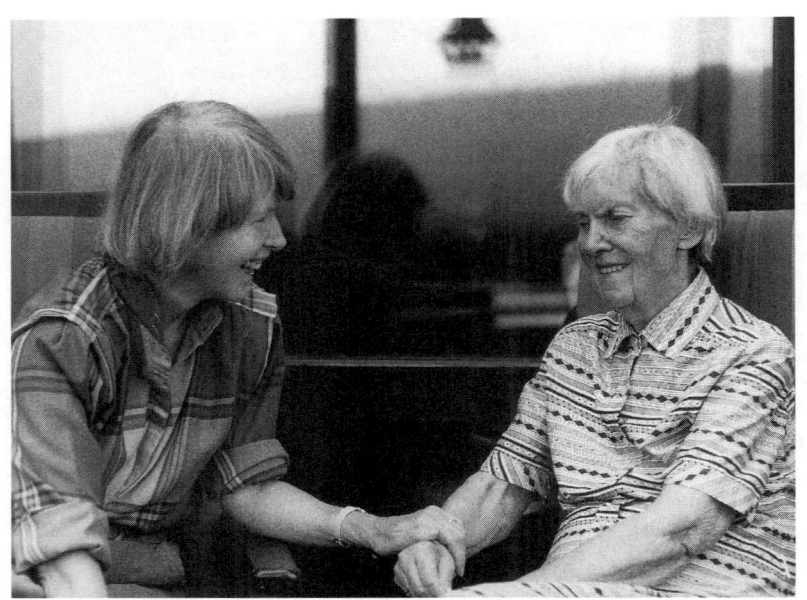

„Weißt Du noch, wie Du mal…" Alte, lustige Geschichten, die Mutter uns, als wir klein waren, immer wieder erzählen mußte, bekommt sie nun im eigenen Wortlaut zurück. Sie erinnert sich und freut sich.

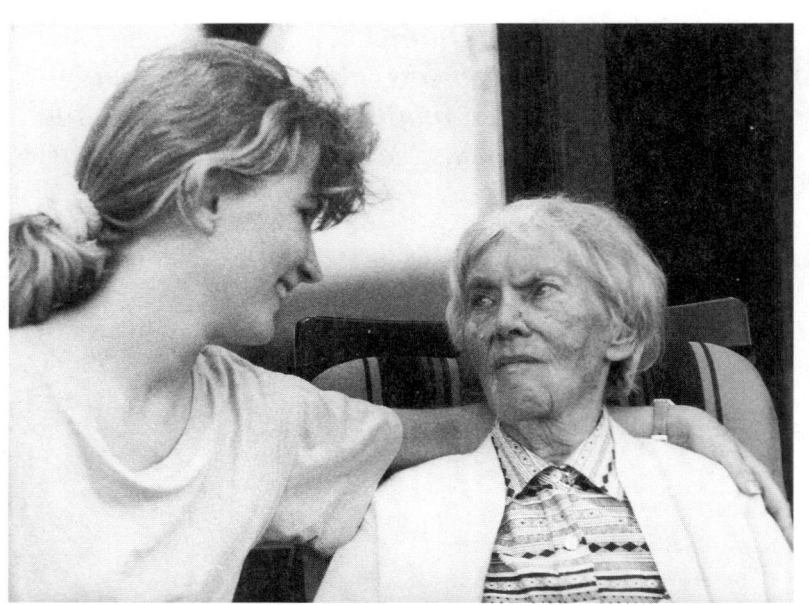

Auf liebevolle Berührung reagieren fast alle Alzheimer-Patienten positiv.
Wenn jemand sich zu Mutter setzte und sich ihr liebevoll zuwandte, schien sie von dem Zwang, die Treppen auf- und absteigen und Gegenstände hin- und hertragen zu müssen, befreit zu sein. Sie genoß ganz einfach die Nähe eines lieben Menschen.

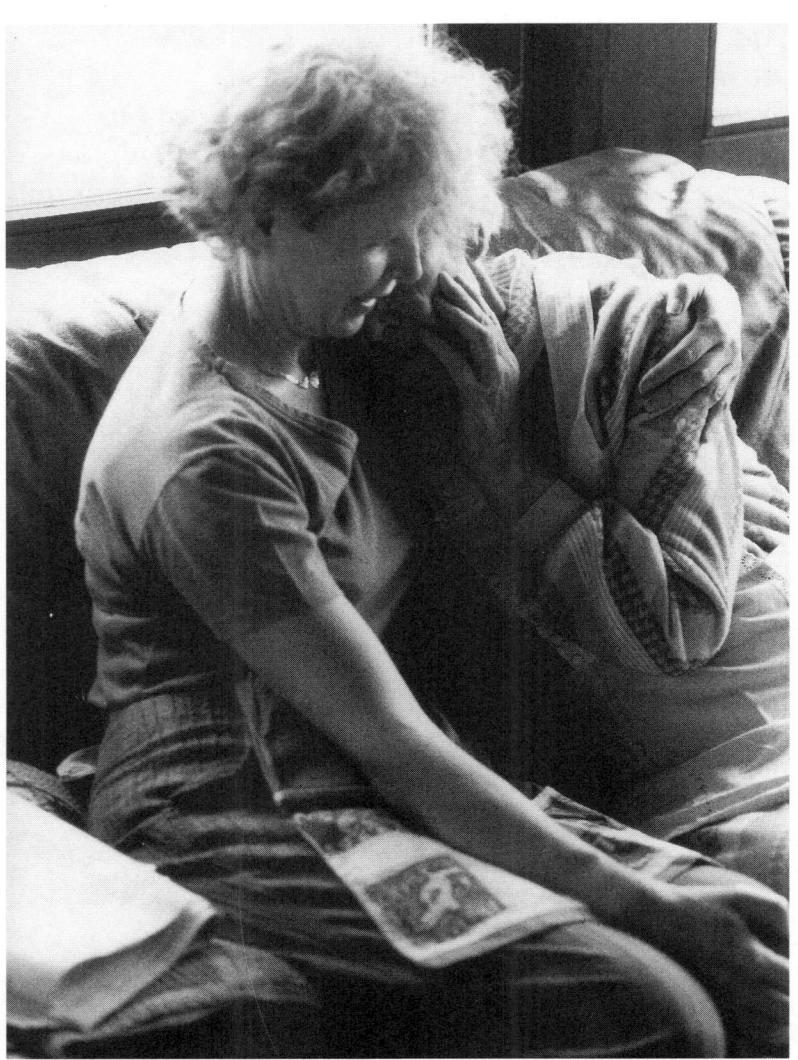

Das große Zärtlichkeitsbedürfnis von Alzheimer-Patienten kann zu einem Problem werden, wenn man überlastet ist. Wer mit den Nerven am Ende ist, kann schlecht noch andere trösten. Manchmal dachte ich, meine Liebe sei aufgezehrt – und bekam ein schlechtes Gewissen.

Aber oft genügte ein freier Nachmittag, um zu erleben, daß zärtliche Gefühle durchaus regenerierbar sind.

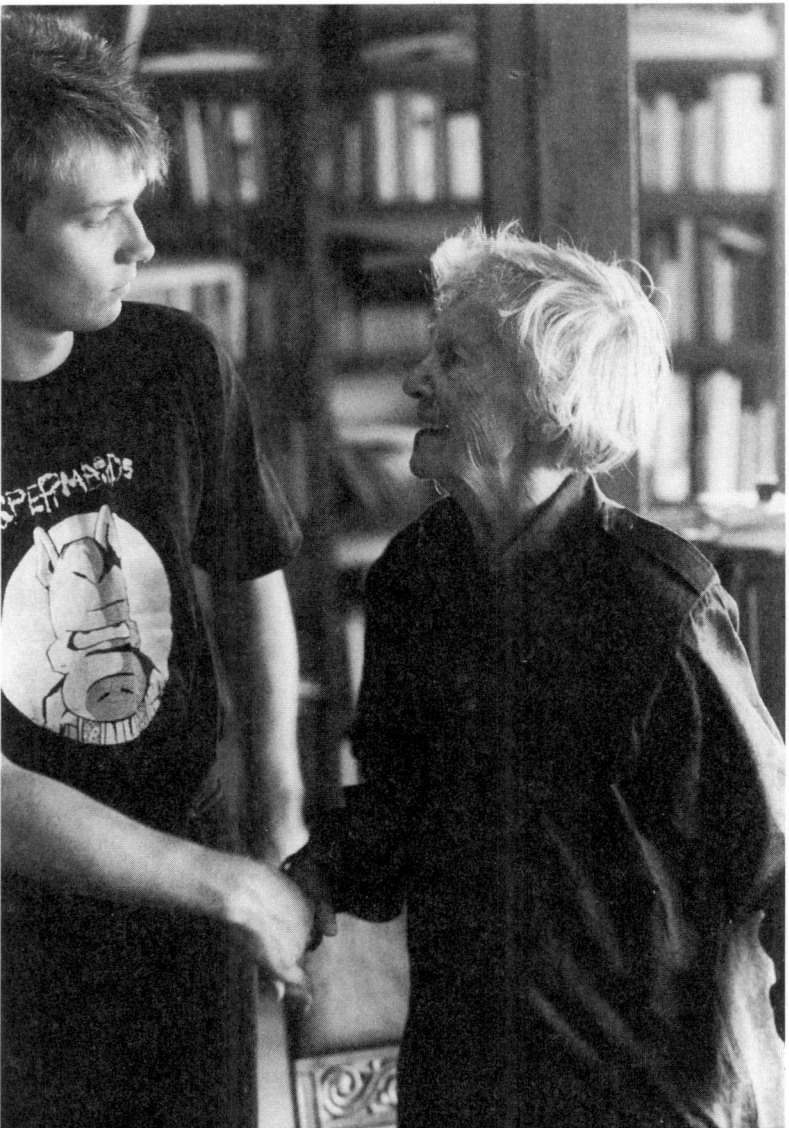

Sie weiß nicht mehr, wie er heißt. Vielleicht hat sie auch vergessen, daß dies ihr Enkel ist.
Aber sie kennt ihn, liebt ihn, freut sich, daß er da ist und findet alles gut, was er vorschlägt: Vorlesen? Spazierengehen? Ball spielen? Im Auto spazieren fahren?

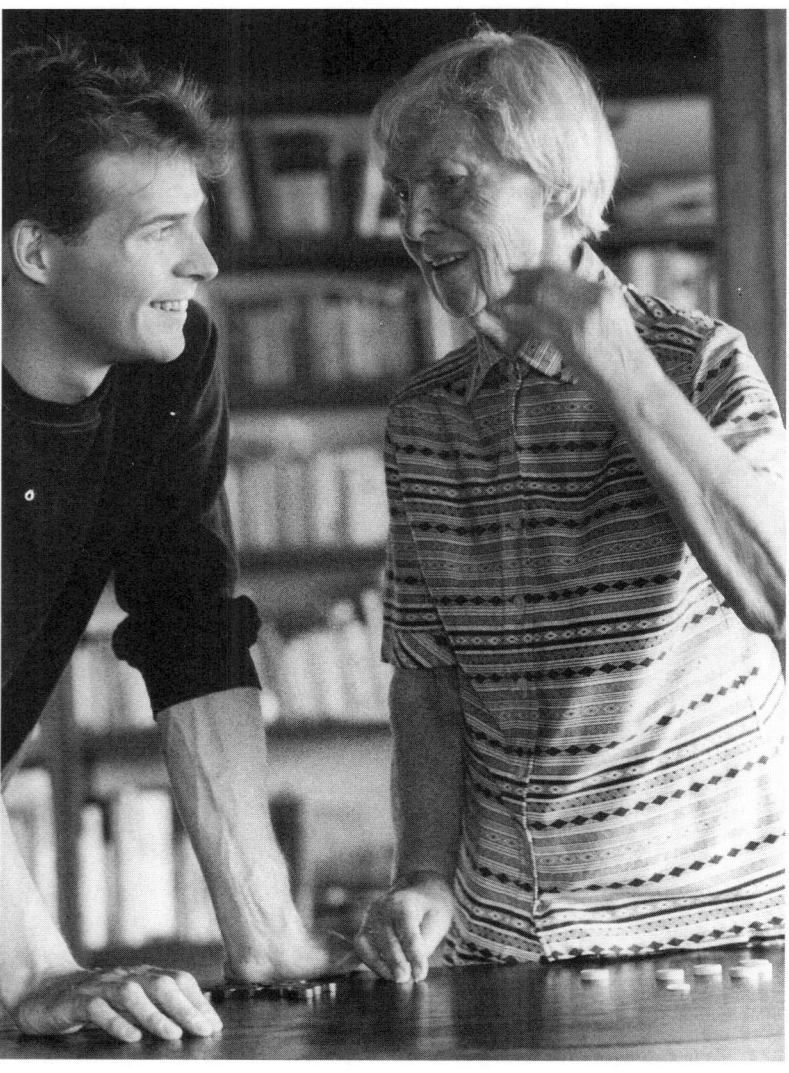

Ein lieber Besuch ist immer ein Anlaß, sich besonders um verständliche Sprache zu bemühen. Mutter formulierte dann manchmal Sätze, die ihr niemand mehr zugetraut hätte und freute sich selbst am meisten darüber, daß die Kommunikation noch klappte.

Beim „Tisch-Boccia" (Steine vom Mühle-Dame-Spiel über den Tisch schubsen, siehe S. 107) stellte sie sich erstaunlich geschickt an und freute sich über das Lob ihres Enkels.

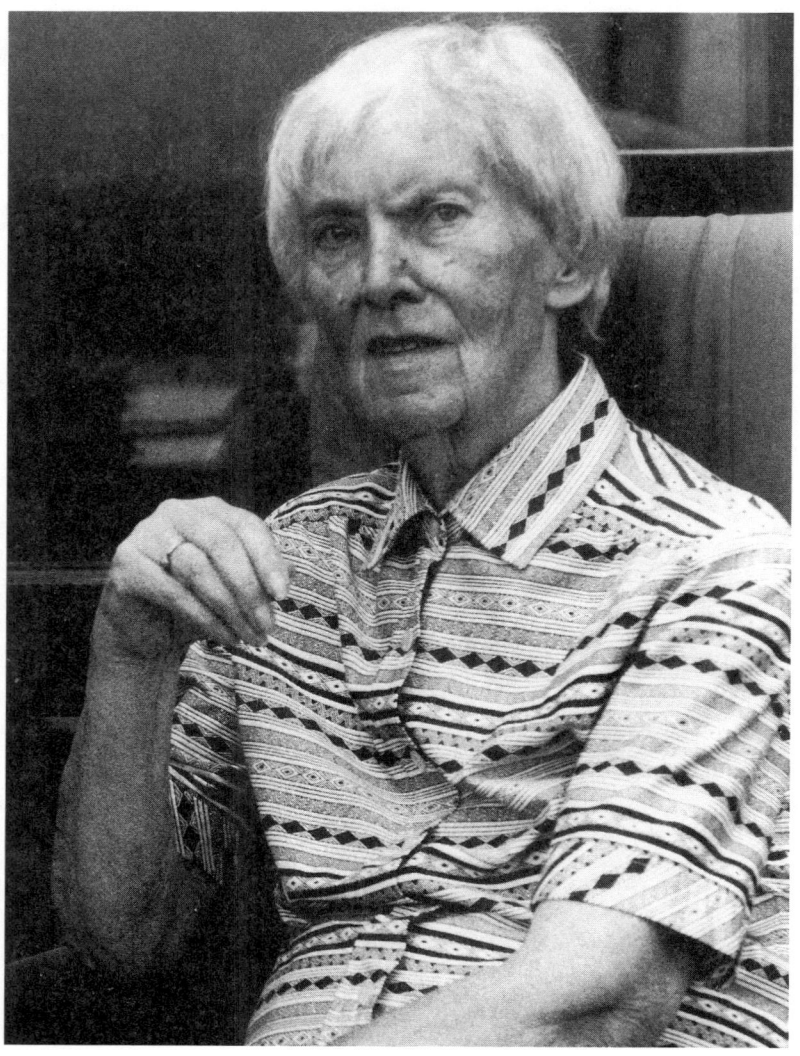

Es gab in Mutters Krankheit auch vorübergehende Phasen der Besserung: Plötzlich hatte sie einen wachen Gesichtsausdruck. Vergessene Wörter tauchten wieder auf, ihre Antworten ergaben wieder einen Sinn. Solche vorübergehenden Veränderungen konnten durch einen lieben Besuch oder andere angenehme Erlebnisse ausgelöst werden.

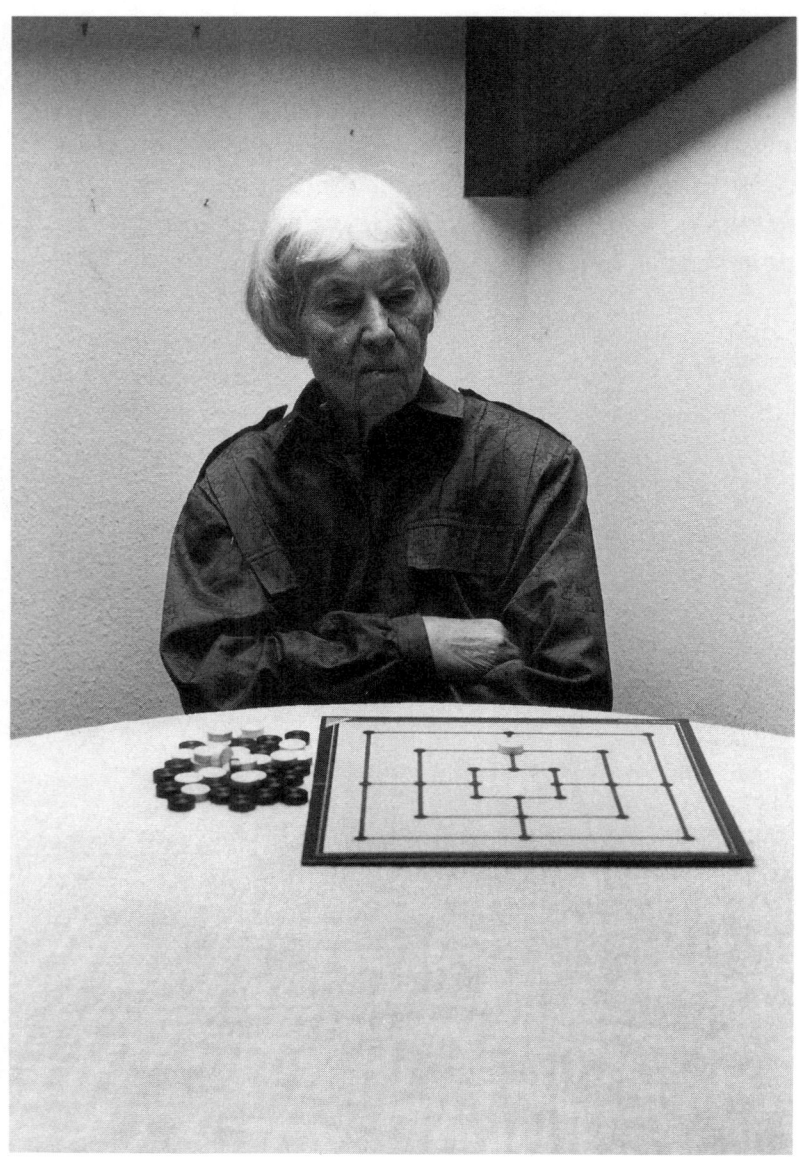

Die Körpersprache gewinnt eine immer größere Bedeutung, je mehr das Sprechvermögen nachläßt. Im intensiven Zusammenleben achtet man immer mehr auf solche Signale und nimmt auch Nuancen wahr. Oft reagierte Mutter fast erleichtert, wenn man einfach in Worte faßte, was sie gerade fühlte: „Ich glaube, dieses Spiel magst Du nicht, stimmt's?"...

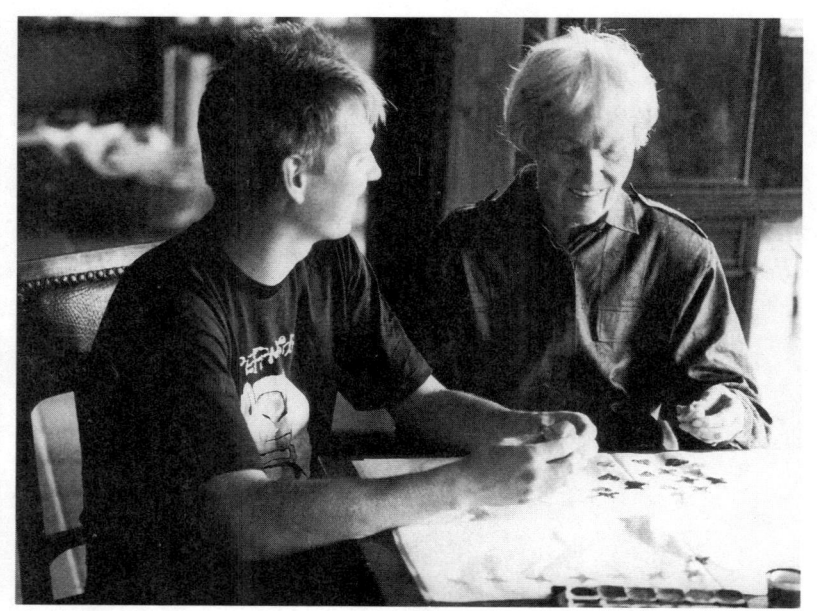

Über Erfolg und Lob konnte sich Mutter freuen wie ein Kind. Diese Freude wiederum motivierte die Betreuer immer von neuem, sich eine Beschäftigung auszudenken, die sie noch ausüben konnte.

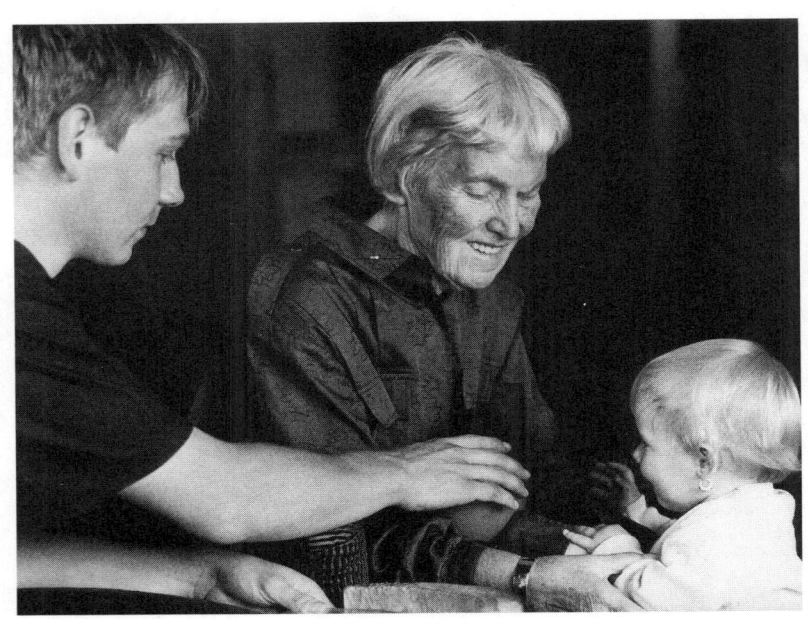

*Zeitlebens mochte unsere Mutter Kinder. Auch
während der Krankheit leuchtete ihr Gesicht jedesmal
auf, wenn sie Kinder sah.*
Wir machten deshalb beim Spazierengehen gern am
Kinderspielplatz halt, wo sie eine Weile den spielenden
Kindern zusehen konnte.

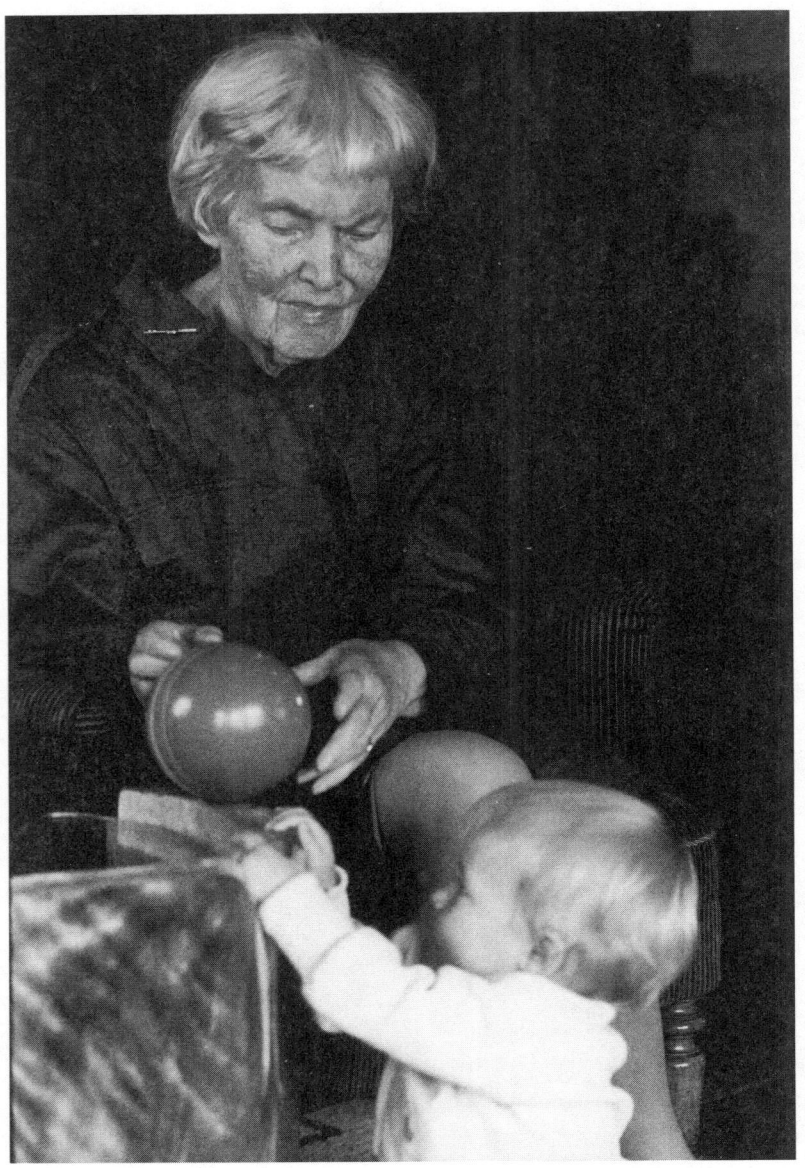

Als uns ein kleines Kind besuchte, zeigte Mutter plötzlich ein ganz anderes Verhalten: Sie, die sonst ständig der Fürsorge bedurfte und auf Anregungen wartete, war nun plötzlich diejenige, die auf das kleine Kind achtgab und ihm Spielangebote machte.

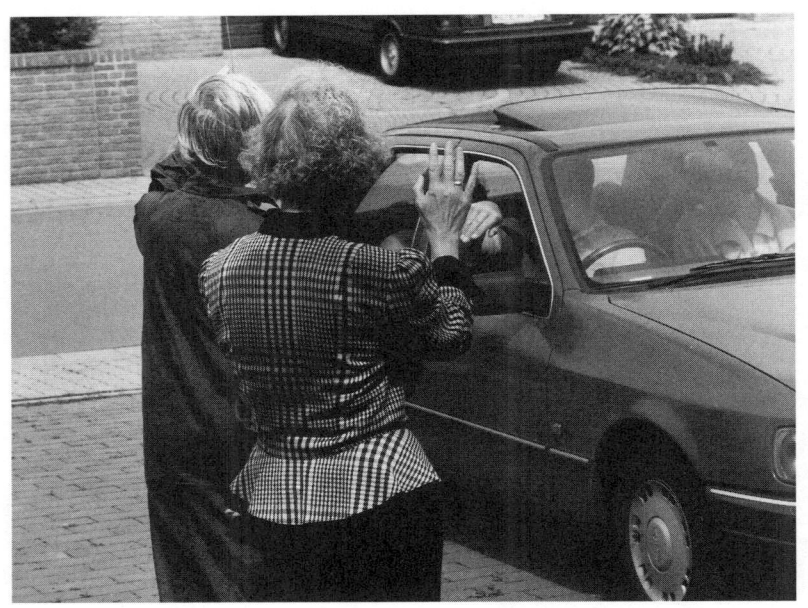

Willkommen und Abschied, Freude und Schmerz
bringen Höhen und Tiefen in die stumpfe
Gleichförmigkeit des Alltags und halten die Seele
lebendig.
Da die Zeitvorstellungen im Laufe der Krankheit
versinken, ist jeder Abschied im Erleben eines
Alzheimer-Patienten ein Abschied auf unbestimmte
Zeit, der Verlassenheitsgefühle auslösen kann.
Winken hilft Mutter, das auszudrücken, was sie nicht
mehr sagen kann.

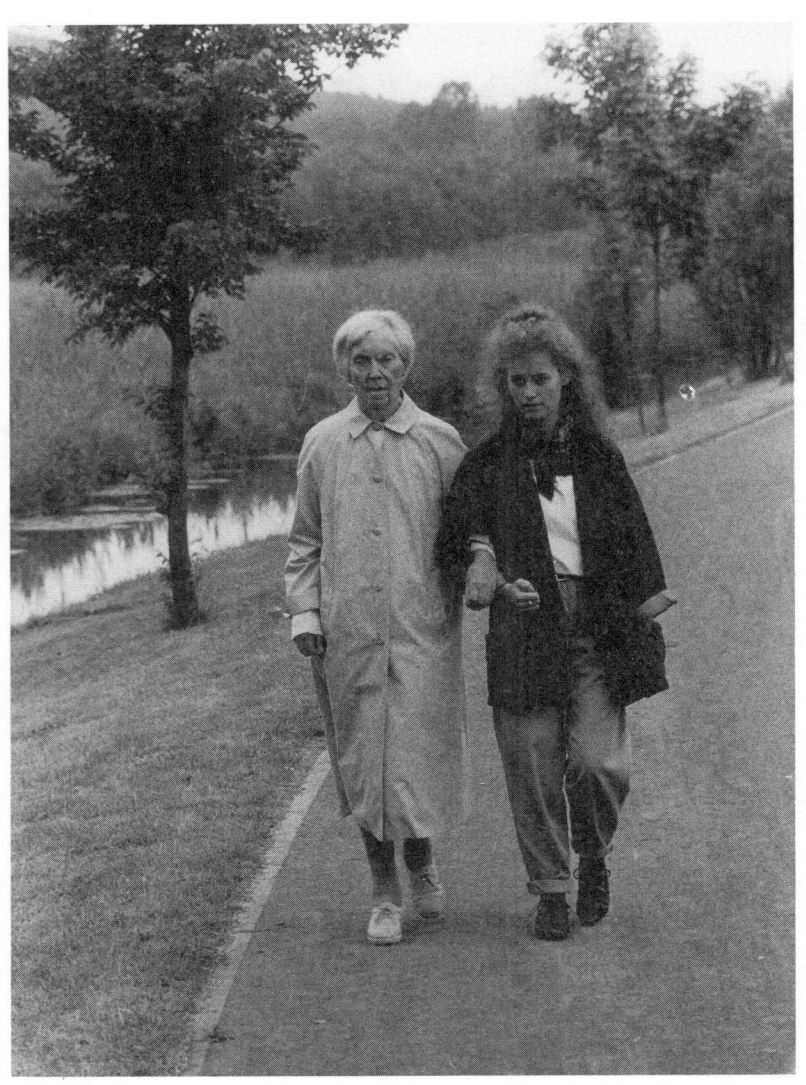

Kleinere Spaziergänge in vertrauter Umgebung sollte man jeden Tag machen.

Wollten wir neue, interessantere Wege gehen, wurde Mutter oft unruhig und behauptete, wir könnten den Weg nach Hause nicht mehr finden. Sie konnte dann regelrecht in Panik verfallen und in Tränen ausbrechen.

So blieb uns gar nichts anderes übrig, als immer wieder dieselben Wege zu gehen.

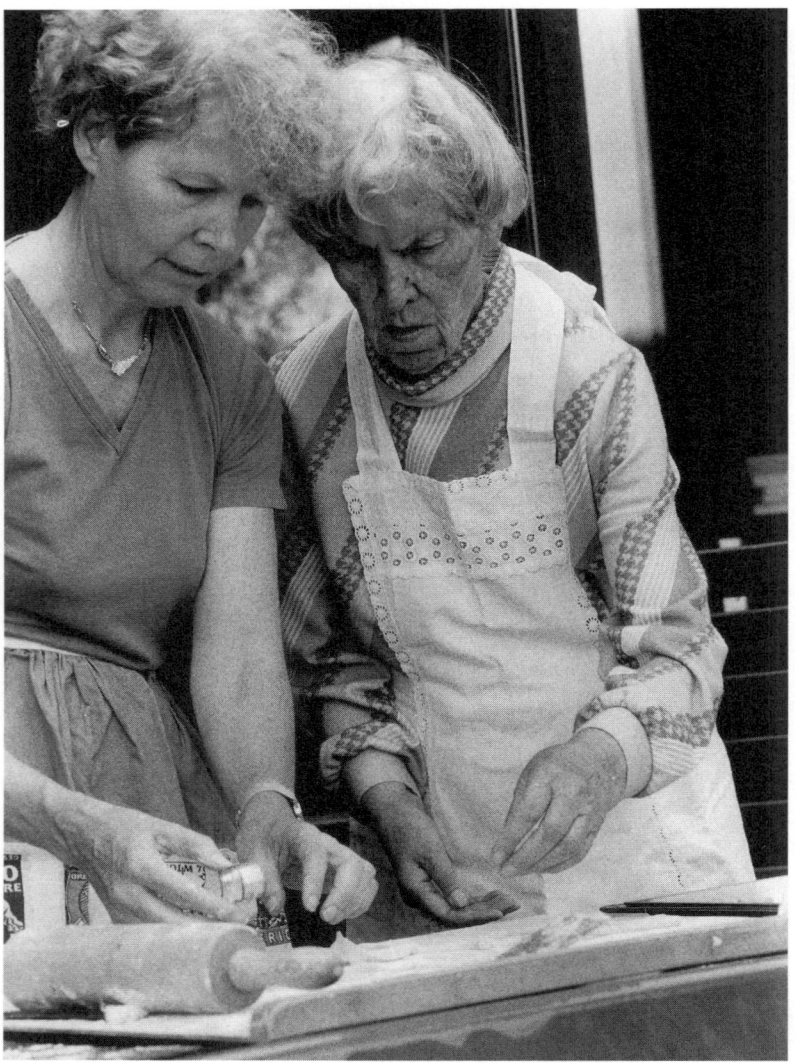

Die Küche war Mutters liebster Aufenthaltsort. Als ihre Krankheit noch nicht so weit fortgeschritten war, konnte sie täglich beim Kochen helfen: Zwiebeln schneiden, Kräuter hacken, Möhren schaben, Kartoffeln und Äpfel schälen, Sahne schlagen, Obstsalat zubereiten, Kuchen mit Äpfeln belegen.

Manchmal hatte man das Gefühl, ihre Finger „erinnerten" sich, so umsichtig und geschickt packte sie die Dinge an. Ein Topf mit Suppe und ein Rührlöffel, eine Kartoffel und ein Schälmesser – das hatte für sie Aufforderungscharakter und löste Aktivitäten aus.

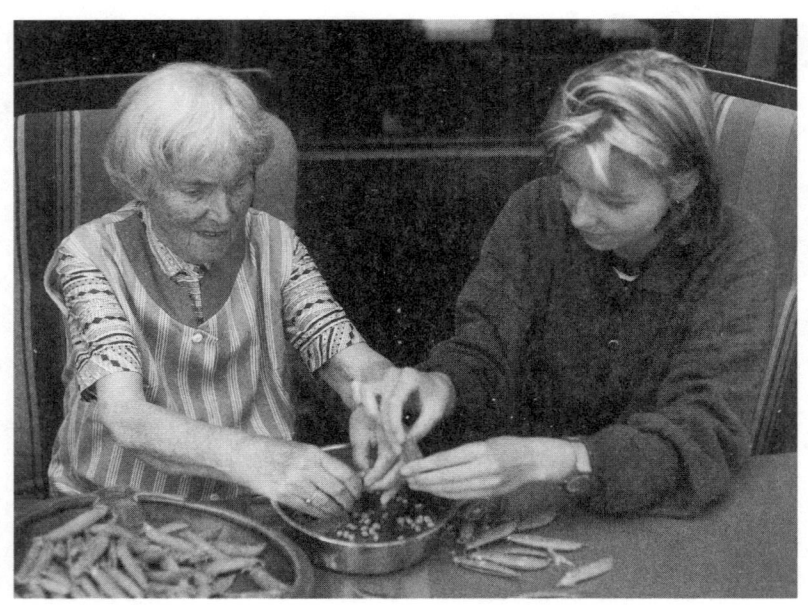

Als im weiteren Verlauf der Krankheit das Hantieren mit elektrischen Geräten, scharfen Messern und heißen Töpfen zu gefährlich wurde, blieben noch Tätigkeiten wie Kartoffeln waschen, Johannisbeeren entstielen, rühren, Erbsen aus den Schoten holen…

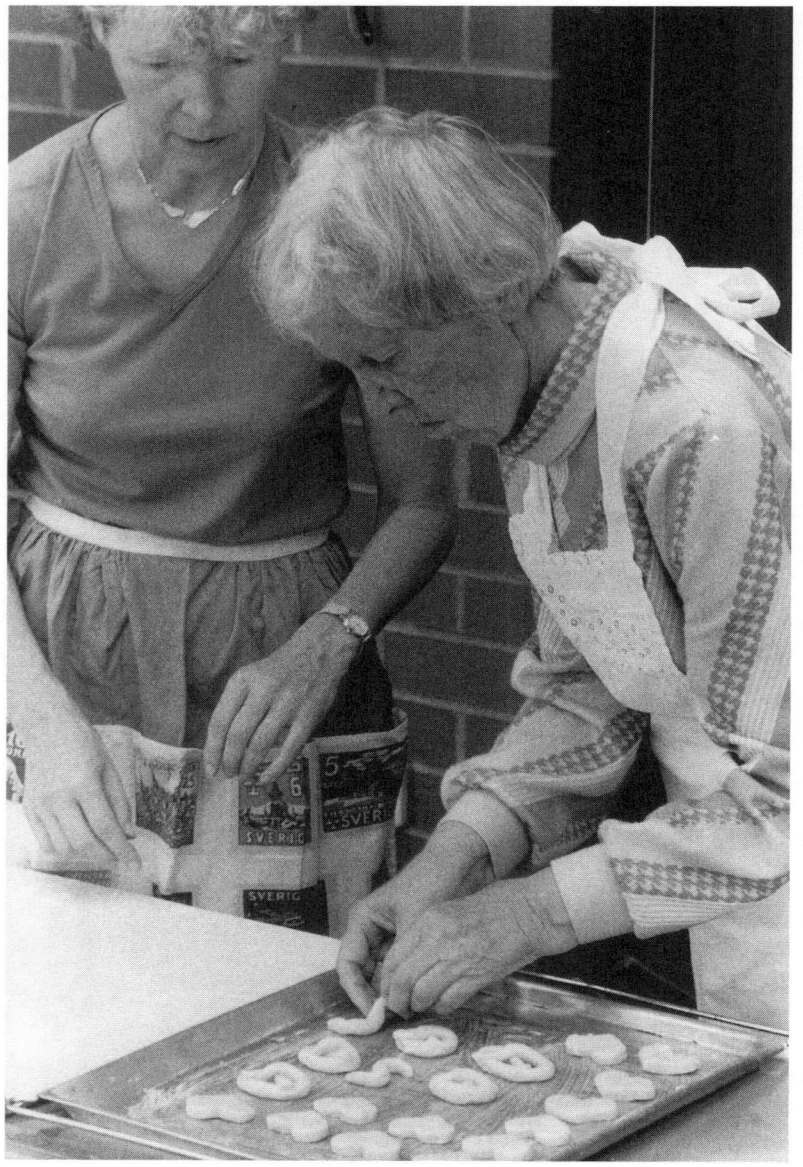

Backen eignet sich besonders gut als Beschäftigungstherapie.
Die Küchenmaschine muß dann eben mal im Schrank bleiben. Mutter rührte mit Ausdauer den Teig oder schlug das Eiweiß, bis es steif war, belegte den Kuchen mit Obst oder mit Zuckerstreusel.
Plätzchen backen kann man nicht nur an Weihnachten. Notfalls auch mit Salzteig (ungenießbar): aus 280 g Mehl, 100 g Salz, $^1/_5$ l Wasser.

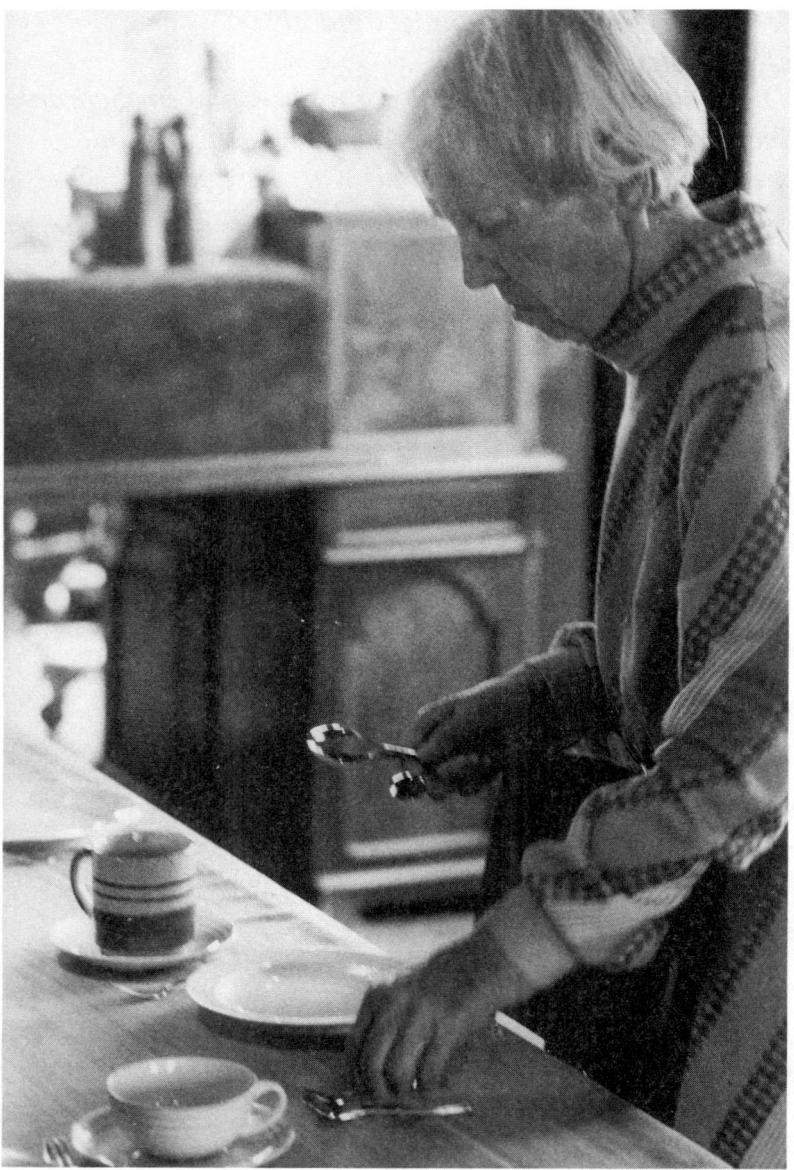

Geschirr abwaschen, Silber putzen, Besteck sortieren, Schubladen aus- und einräumen, das gehörte zu den Beschäftigungen, die Mutter vertraut waren.

Als Mutters Geschirrabwasch dann nicht mehr voll den Hygienevorstellungen der Familie entsprach, blieb einige Zeit noch das Abtrocknen.

Das tägliche Tischdecken war ein wichtiges geistiges Training. Es blieb auch dann noch Mutters Aufgabe, als sie nicht mehr in der Lage war, Messer und Gabeln richtig zuzuordnen, sondern die Besteckteile, die wir ihr auf einem Tablett übergaben, wahllos auf dem Tisch verteilte. Sie war damit immerhin eine Zeitlang beschäftigt und hatte das Gefühl, helfen zu können.

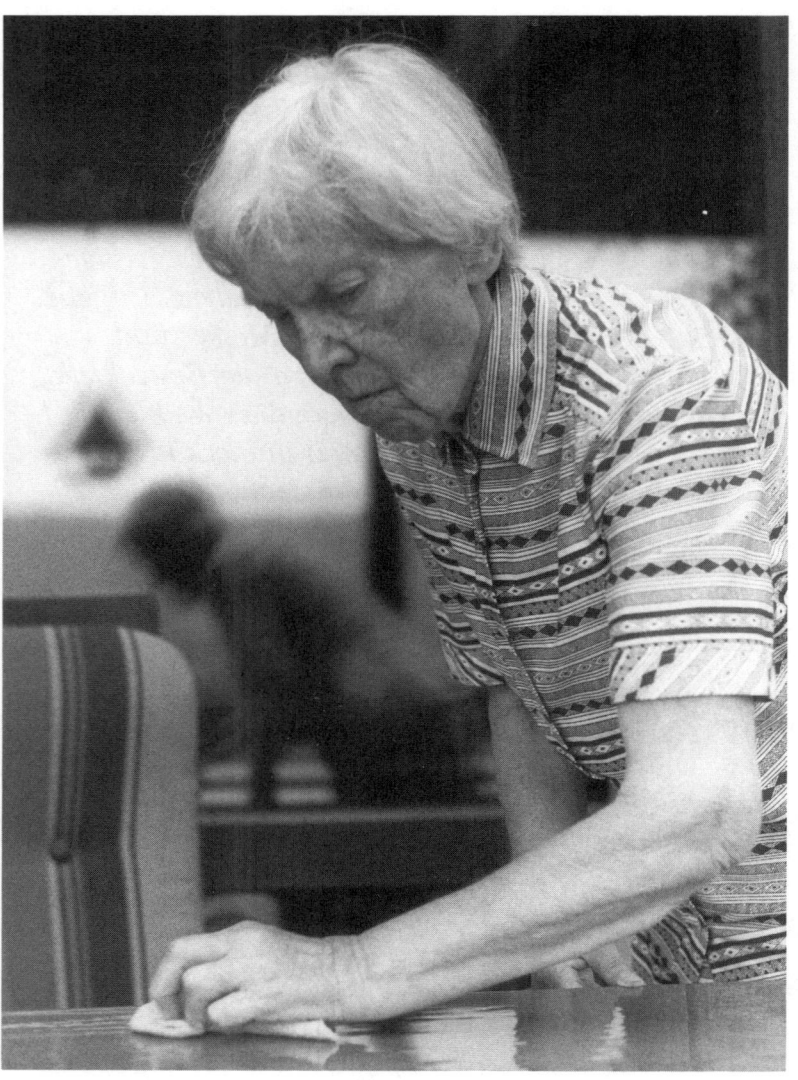

*Alle Arbeiten, die sich im Haushalt ständig
wiederholen, wie abstauben, staubsaugen, fegen,
Mülleimer leeren, Betten beziehen, Tischabwischen
eigneten sich besonders gut zur Beschäftigung unserer
Mutter, weil ihre Hände sich auch dann noch zu
erinnern schienen, als der Kopf schon keine
planmäßigen Steuerungen mehr übernahm.
Bis zuletzt ging Mutter mit allen Dingen behutsam
um. Nie hätte sie beim Tischabwischen einfach etwas
Zerbrechliches vom Tisch gefegt...*

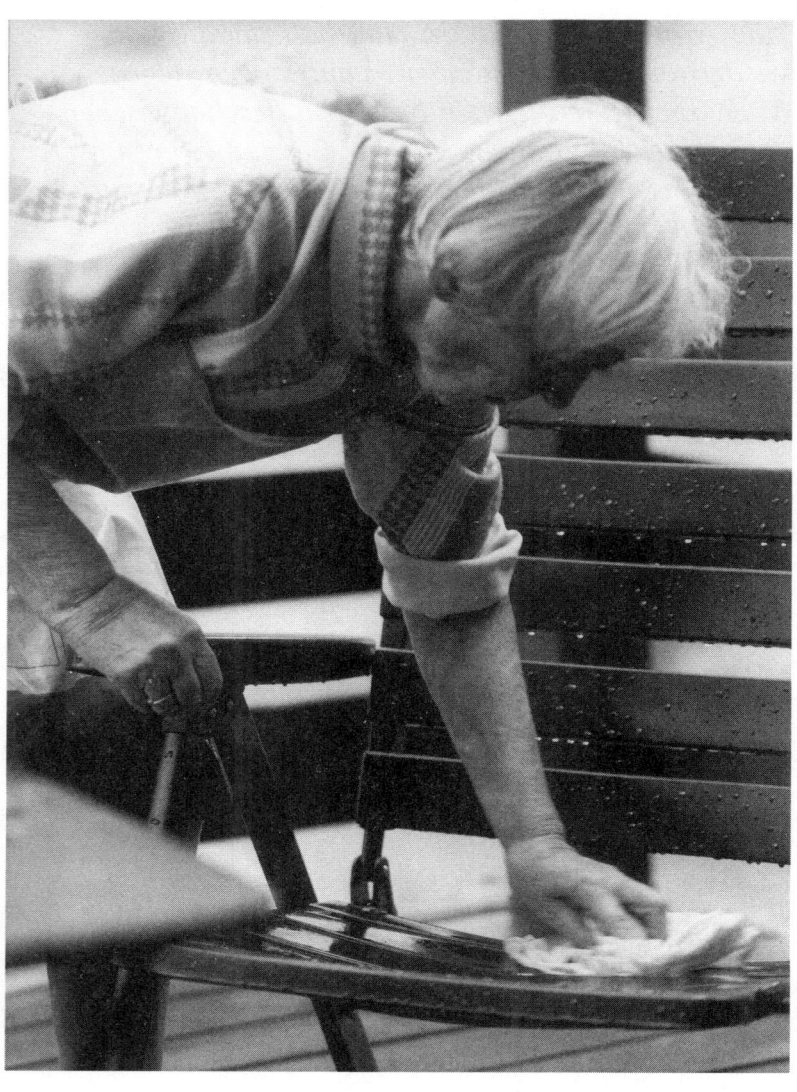

Wenn das Hantieren mit Putzwasser in der Wohnung problematisch wird: Die Möbel im Garten oder auf dem Balkon können immer wieder abgewaschen oder auch nach einem Regen abgetrocknet werden. Der Sommer bietet viele zusätzliche Beschäftigungsmöglichkeiten im Freien.

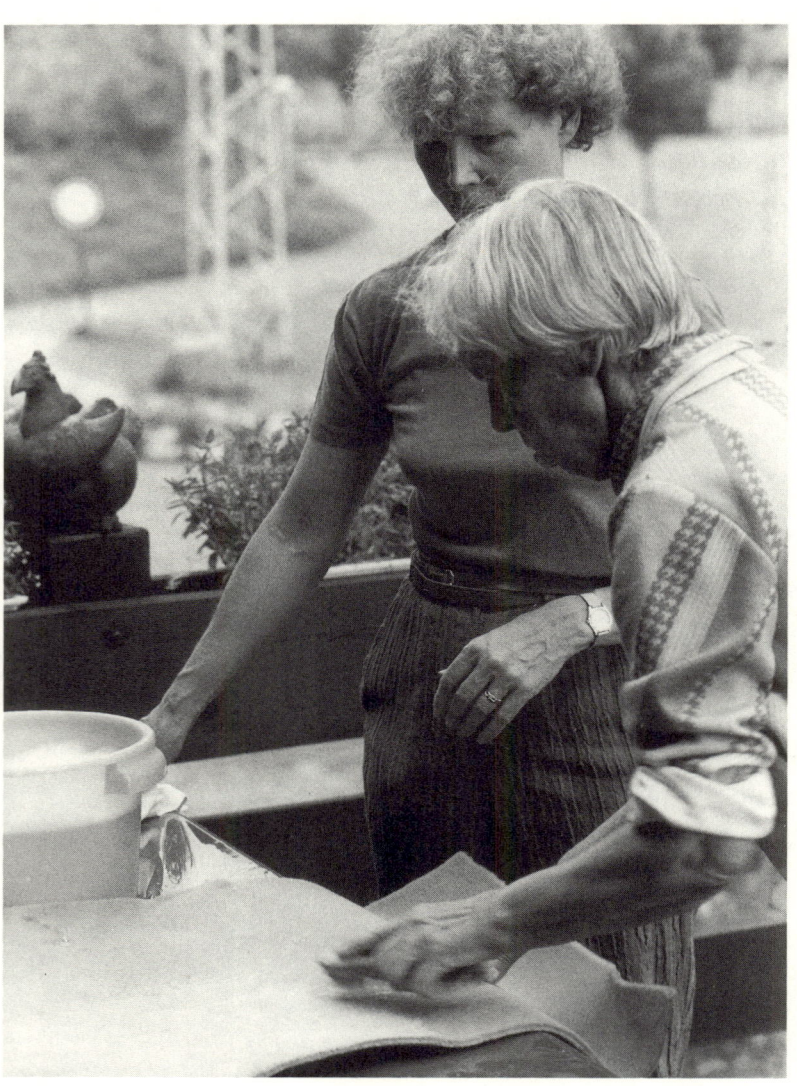

Schmale Teppichreste, die als Bettvorlage, im Bad usw. gebraucht werden, können auf dem Balkon mit Seifenlauge abgebürstet, trockengerieben und an die frische Luft gehängt werden.

Wir legten die Wege zwischen Bett und Bad, auf denen am häufigsten Spuren der Inkontinenz zu beseitigen waren, mit solchen Teppichresten aus.

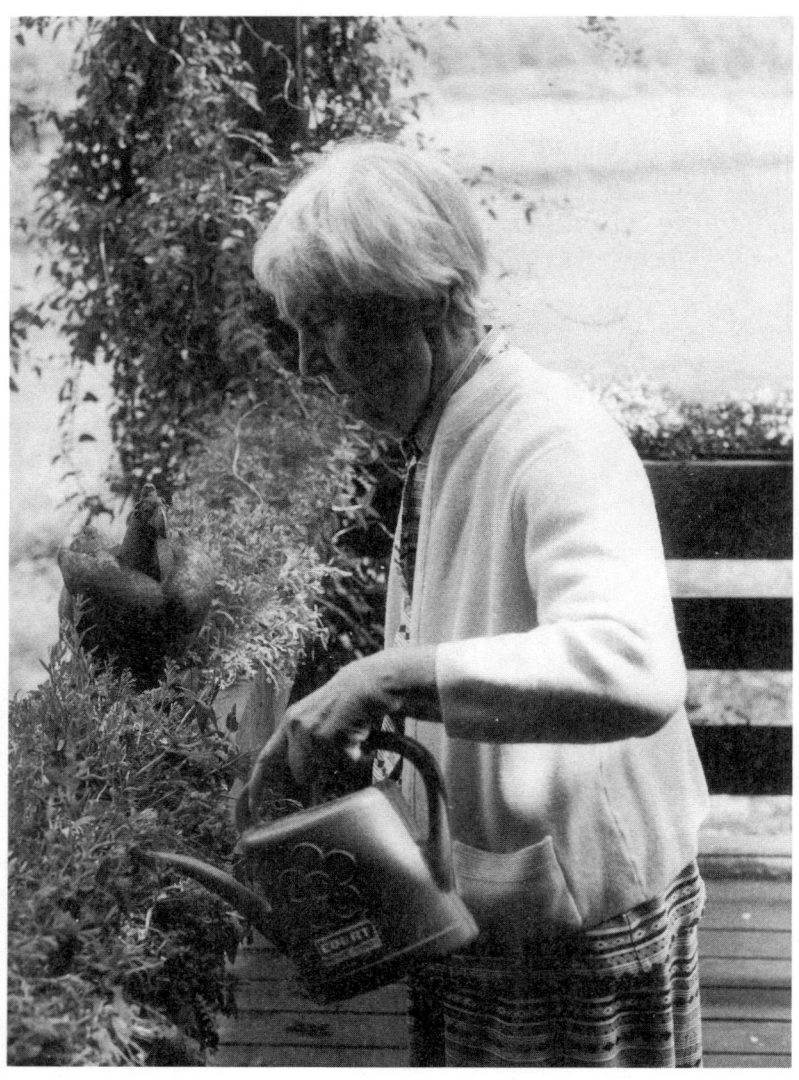

Blumengießen in der Wohnung gehörte auch zu Mutters „Pflichten", die sie anfangs mit großer Umsicht erfüllte. Später war sie damit überfordert, weil sie die Wassermenge nicht mehr richtig dosieren konnte, manche Blumen mehrfach goß und andere vergaß.

Aber die Balkonblumen, an deren Einpflanzung sie schon im Frühjahr beteiligt gewesen war, goß sie nach wie vor. Hier konnte ja ruhig mal Wasser danebenfließen.

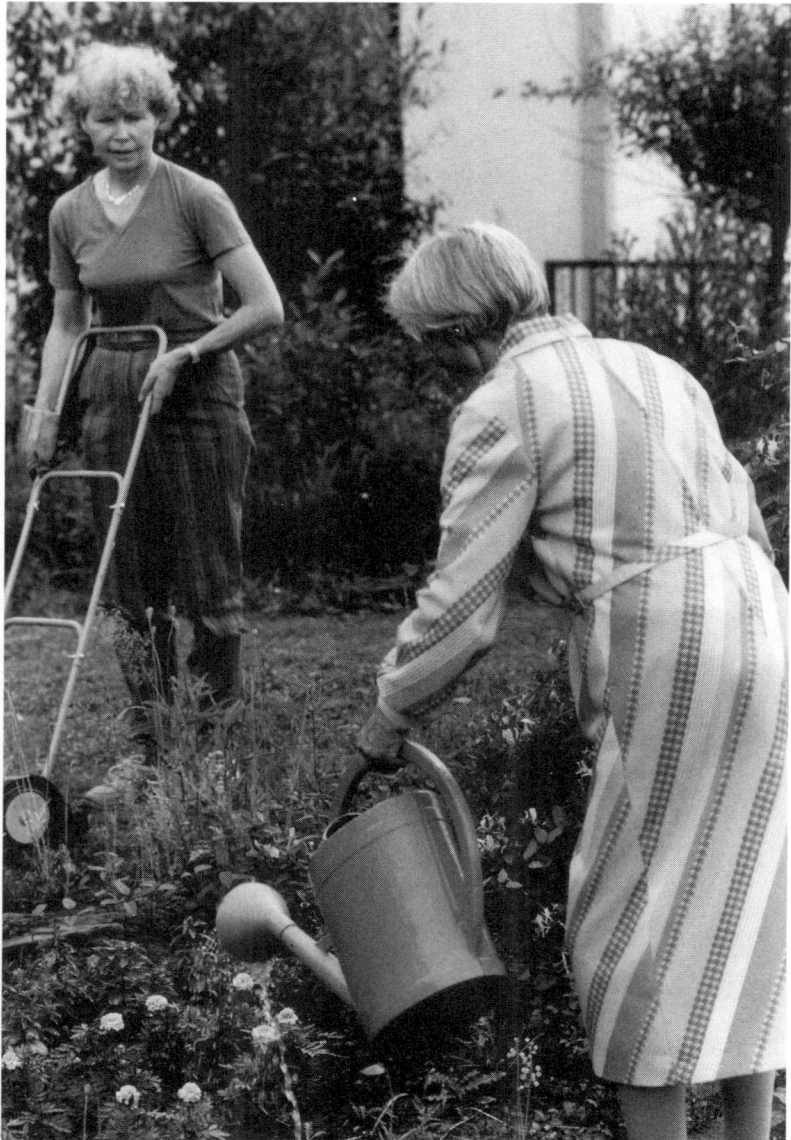

Der Garten ist eine unerschöpfliche Quelle für Beschäftigungstherapie, wenn der Patient auch früher gern dort gearbeitet hat.

Mutter half anfangs noch fleißig beim Unkrautjäten, wobei es manchmal Ärger gab, weil sie Zierpflanzen und Unkraut nicht immer unterscheiden konnte.

Als sie später nicht mehr in der Lage war, mit dem Rechen zu hantieren oder die schwere Gießkanne zu heben, besorgten wir eine Kinder-Gießkanne, oder wir stellten ihr z. B. beim Johannisbeeren-Pflücken einen Stuhl vor den Strauch. Oft war sie ganz zufrieden, wenn sie uns einfach nur zusehen konnte und „dabei" war.

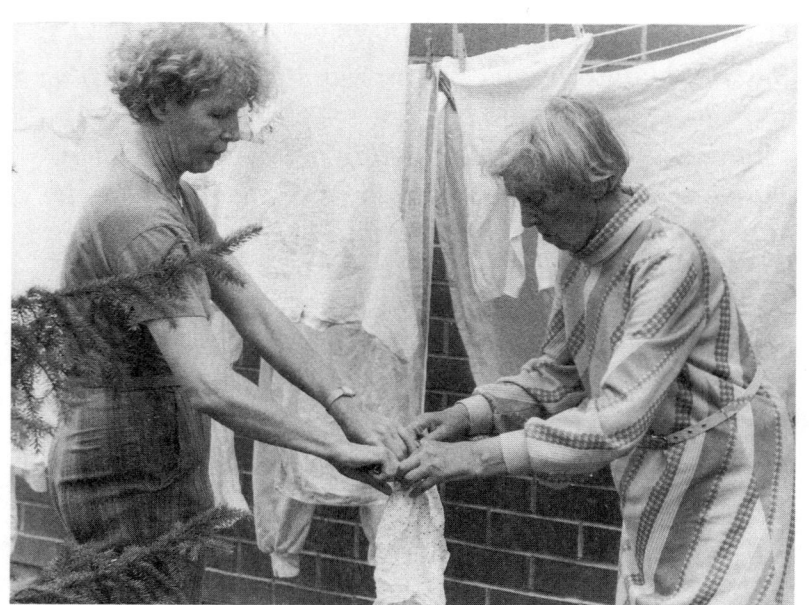

Gemeinsame Wäsche aufhängen ist auch eine Art von Kommunikation.

Ganz nebenbei wird ein Konzentrationsspiel daraus: „Jetzt bitte zwei, jetzt drei Klammern!"

Die kleine Wäsche (z. B. Socken waschen) im Waschbecken des Badezimmers bietet ebenfalls Beschäftigungsmöglichkeiten, auf die unsere Mutter positiv reagierte.

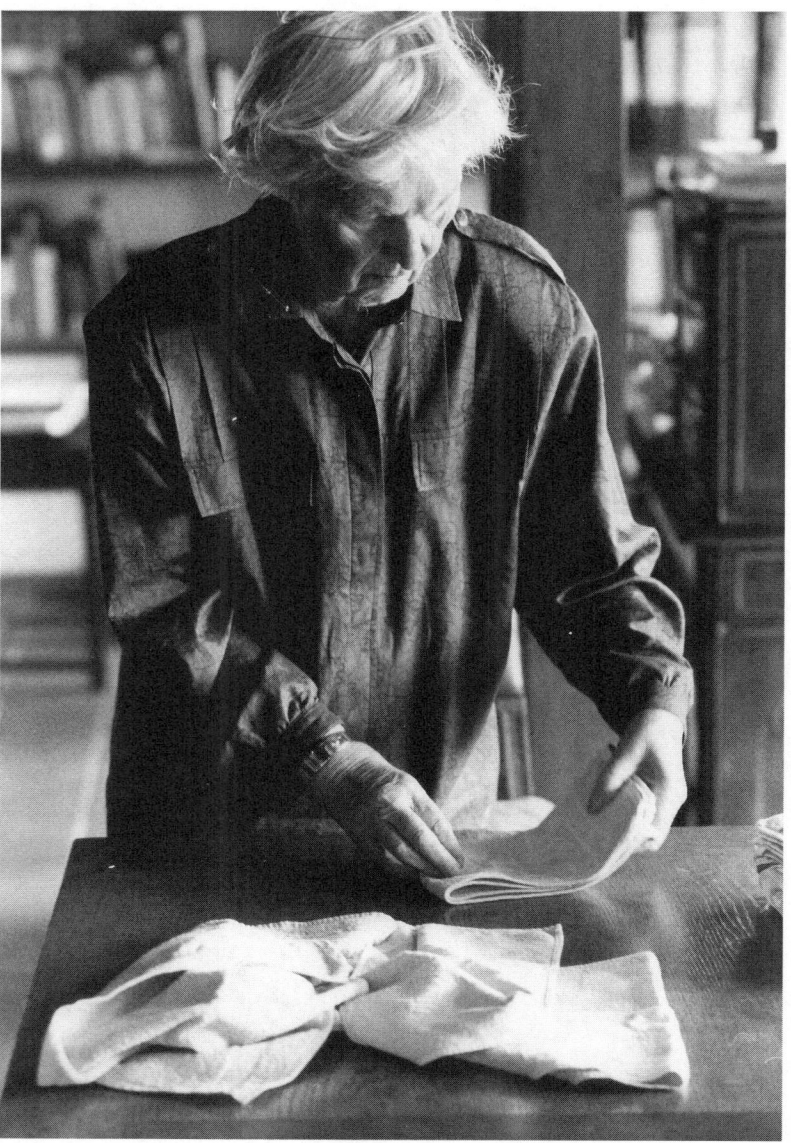

Die Wäschepflege bot fast täglich Beschäftigungs-
möglichkeiten. Anfangs konnte Mutter noch bügeln,
Wäsche falten, Strümpfe zu Paaren sortieren.
Am Ende ihrer Krankheit blieb nur noch das Falten
von Gästehandtüchern. Mutter merkte nicht, daß sie
täglich dieselben Handtücher zum Falten bekam.

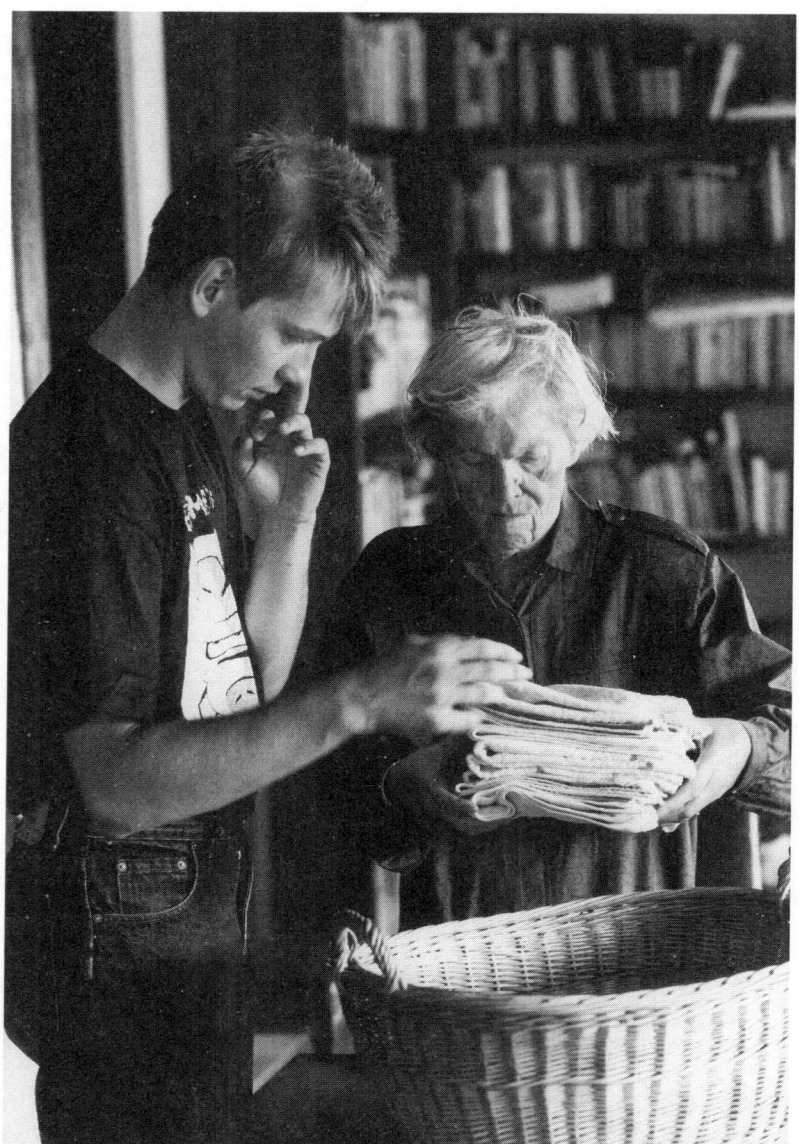

Das Wegräumen der gewaschenen Sachen war einige Zeit Anlaß für Orientierungstraining: „Jetzt geradeaus", „in den hellen Schrank..." Oder: „Bring das bitte dem..."

Dabei hörte ich einmal folgenden Dialog: Der Enkel bemühte sich schon eine Zeitlang, seine Oma mit der Wäsche zum richtigen Schrank zu dirigieren: „Nein, nicht dahin, gerade aus, nicht, nicht runter, rauf, halt, wo willst du hin? Da geht's lang..." Dies setzte sich eine Zeitlang so fort, bis der Vater entnervt rief: „Mach's doch selbst! Du siehst doch, daß sie es nicht kann!" Darauf der Sohn: „Was geht denn Dich das an, wieviel Geduld ich mit der Oma habe!"

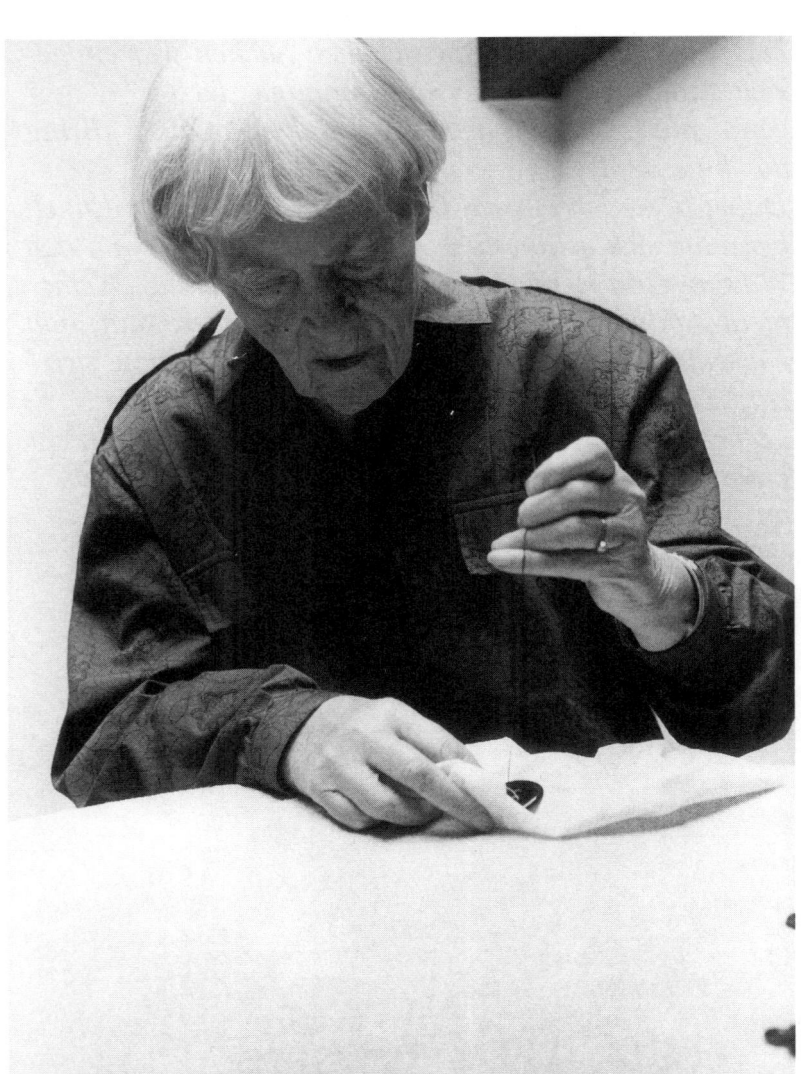

Früher strickte Mutter Pullover mit komplizierten Mustern. Als sie zu uns kam, konnte sie noch kleine Quadrate stricken, die wir zu einer Decke zusammennähen wollten. Auch das Knöpfeannähen funktionierte noch, wenn man mit der Arbeit begonnen hatte. Dabei fragte sie nicht, weshalb eine Serviette mit einem Knopf versehen werden solle. Sie führte einfach die begonnene Arbeit mit großer Konzentration zu Ende.

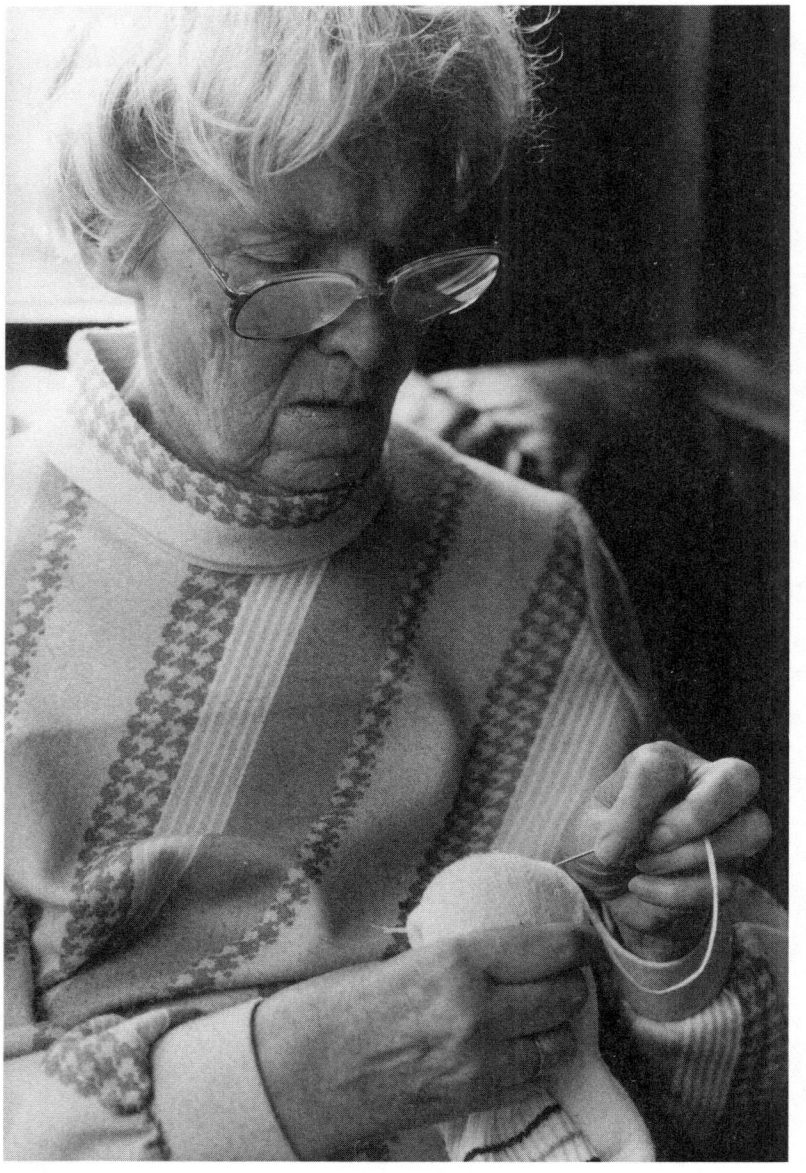

*Wenn aus dem Strümpfestopfen eher eine wilde
Stickerei wird: Es gibt genug einzelne Strümpfe, in die
man ein Loch schneiden kann, mit dem Mutter sich
konzentriert beschäftigt.*

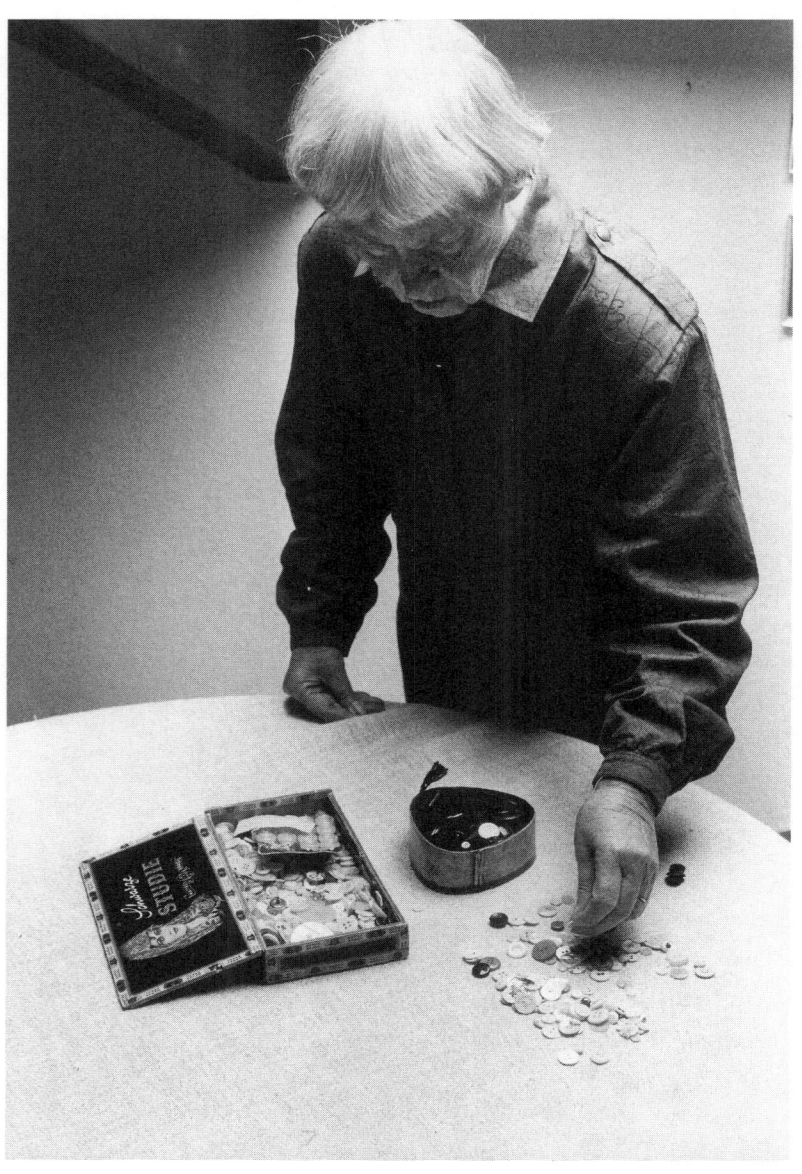

In Mutters Nähkästchen fand sich eine Schachtel mit schwarzen, eine Schachtel mit weißen Knöpfen. Unsortierte Knöpfe auf dem Tisch haben Aufforderungscharakter: So kann das nicht bleiben!

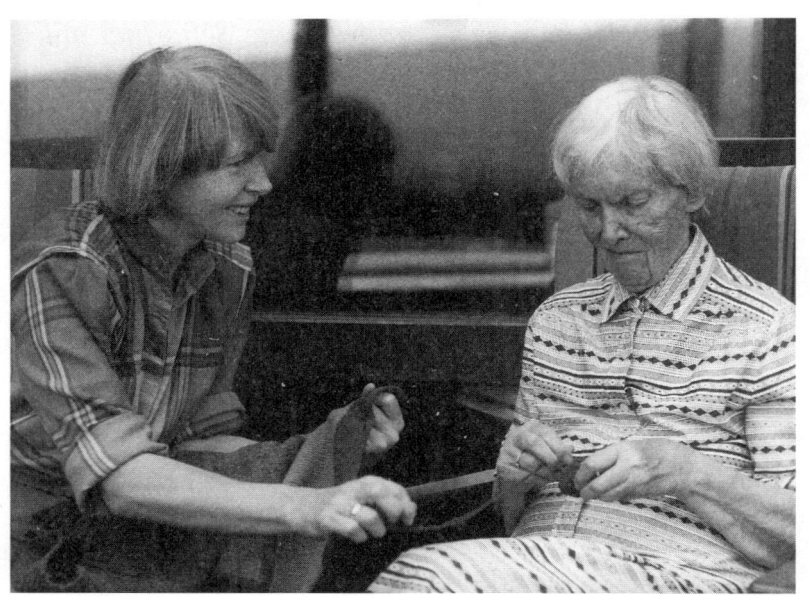

Als Sticken und Stricken, Nähen und Stopfen nicht mehr möglich war, blieb noch das Aufribbeln von alten Pullovern. Mutter machte dies so gern, daß wir alle Schränke nach Aufziehbarem durchsuchten.

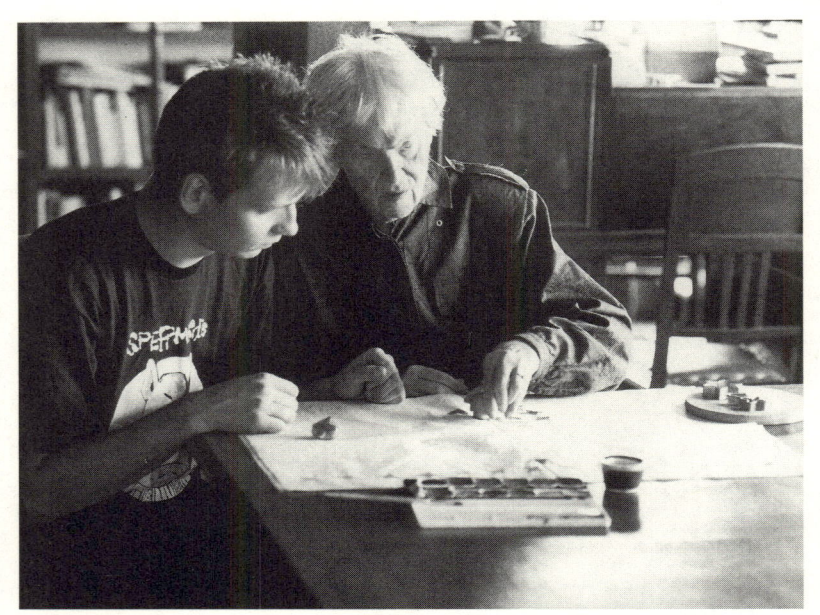

In diesem Jahr brauchten wir kein Weihnachtspapier
zum Einwickeln der Geschenke zu kaufen: Mutter
druckte mit Kartoffelstempeln bunte Sterne, Herzen
und andere Figuren auf Seidenpapier.
(Kartoffel halbieren, Plätzchenformen in die
Schnittfläche drücken. Den Kartoffelrand außerhalb
der Plätzchenform abschneiden und die Form
zurückziehen: So entsteht ein Kartoffelstempel, der
mit Wasserfarben bestrichen und auf Papier oder Stoff
gedruckt wird.)

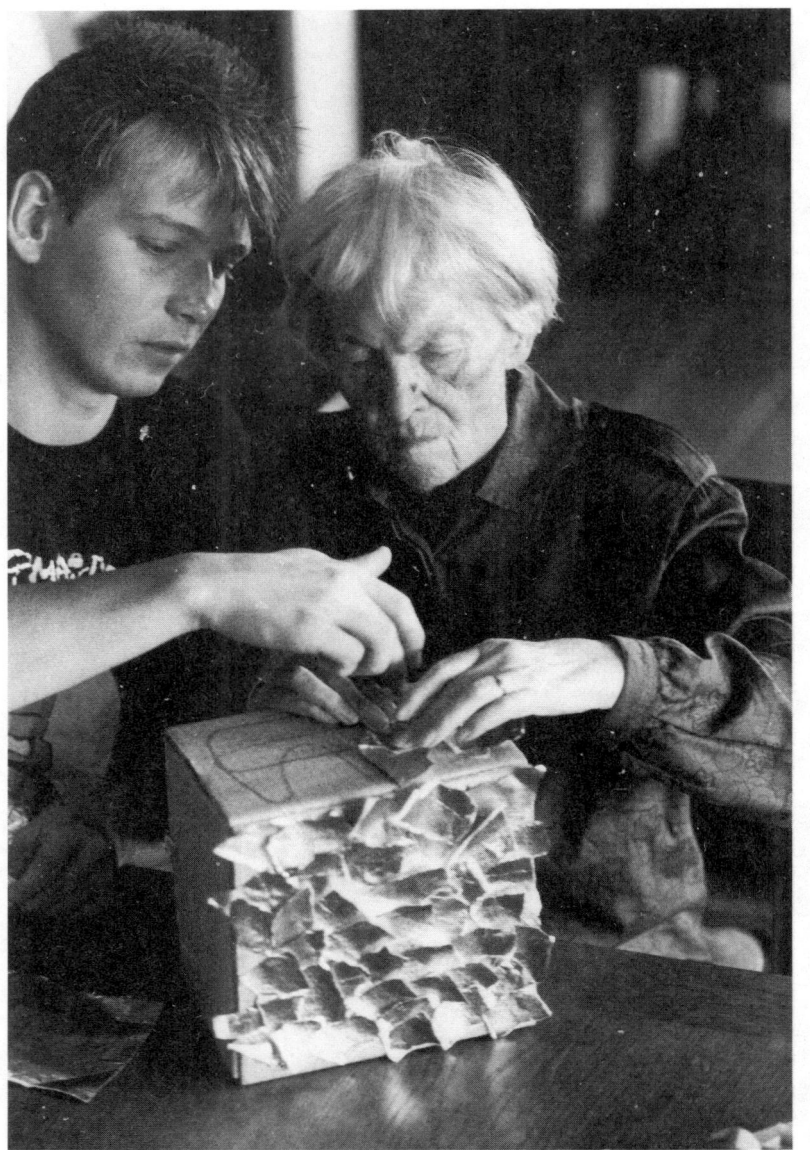

Geschenke müssen nicht immer in Papier gewickelt werden. Man kann auch Kartons bekleben – zum Beispiel mit „Schuppen" aus Goldpapierfetzen.

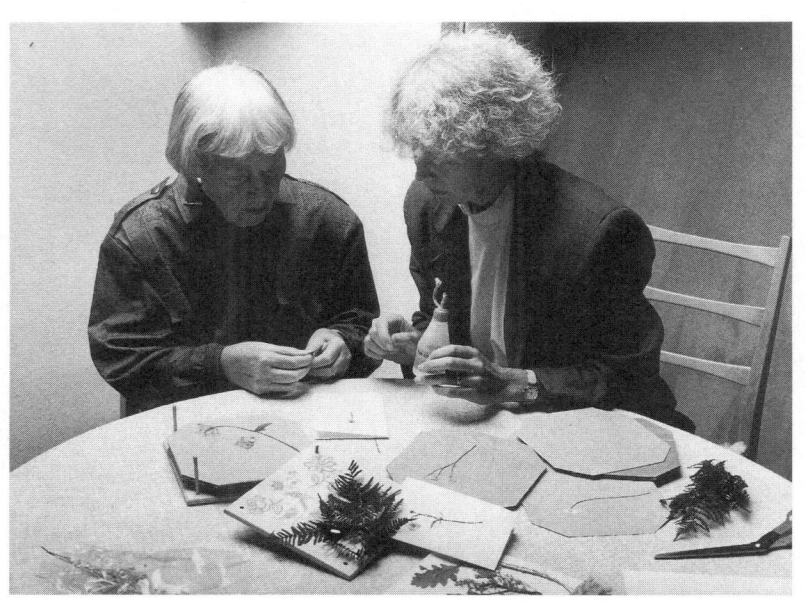

Blumen und Blätter beim Spaziergang sammeln, sie im Telefonbuch oder in einer kleinen Blumenpresse trocknen lassen.
Mit gepreßten Blumen kann man eine Menge machen: Sie auf Glückwunschkarten oder Briefpapier kleben oder kleine Bilder gestalten. Man kann aber mit Hilfe einer kleinen Farbwalze auch Druckbilder machen, indem man die Pflanzen als Schablonen benützt.

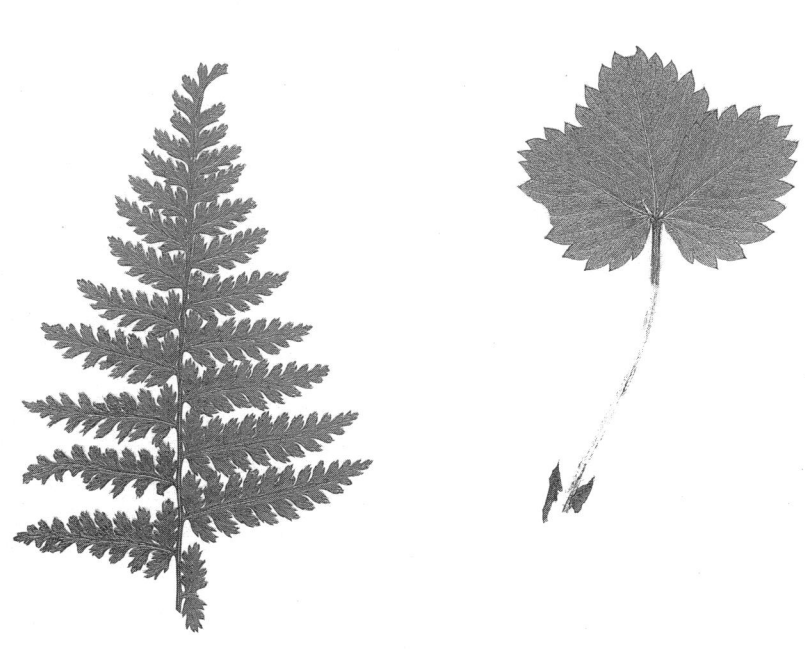

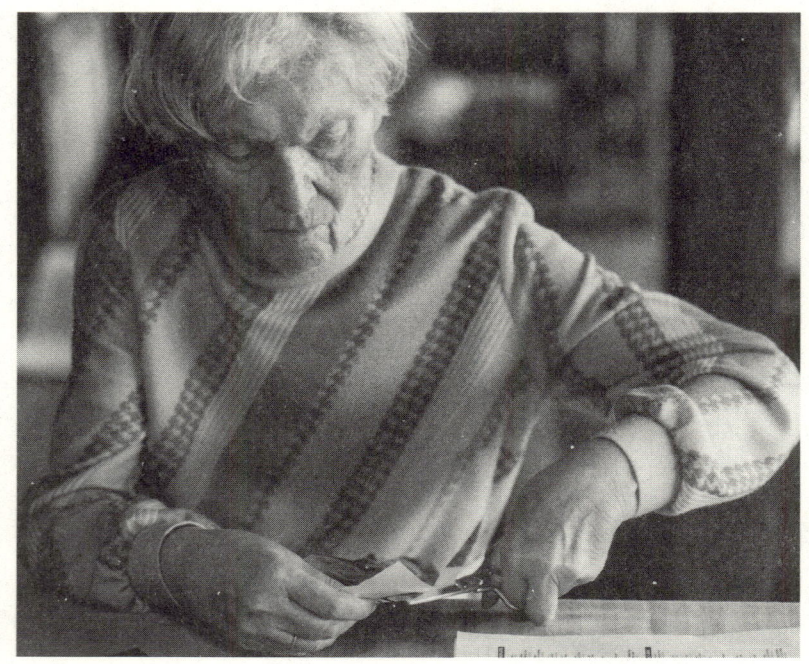

*Falzen, schneiden, kleben – so entstehen
Tischkärtchen fürs nächste Fest, Grußkarten an
Freunde.
Mutter bekam während ihrer Krankheit viel Post, die
sie sich auch dann noch gern vorlesen ließ, als sie sich
nicht mehr an den Absender erinnern konnte.
Als Antwort auf diese Briefe verschickten wir oft
Karten, die Mutter unter Anleitung gebastelt hatte.*

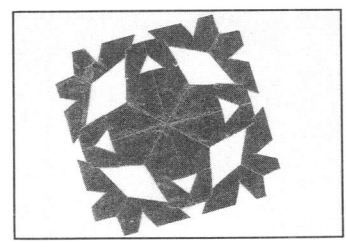

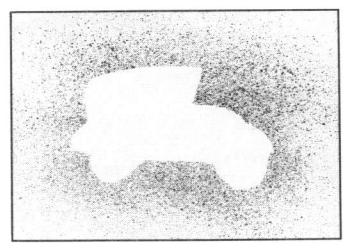

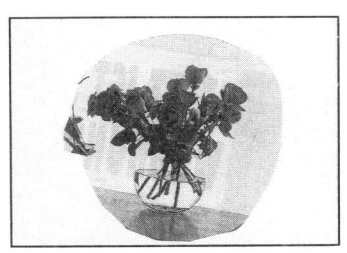

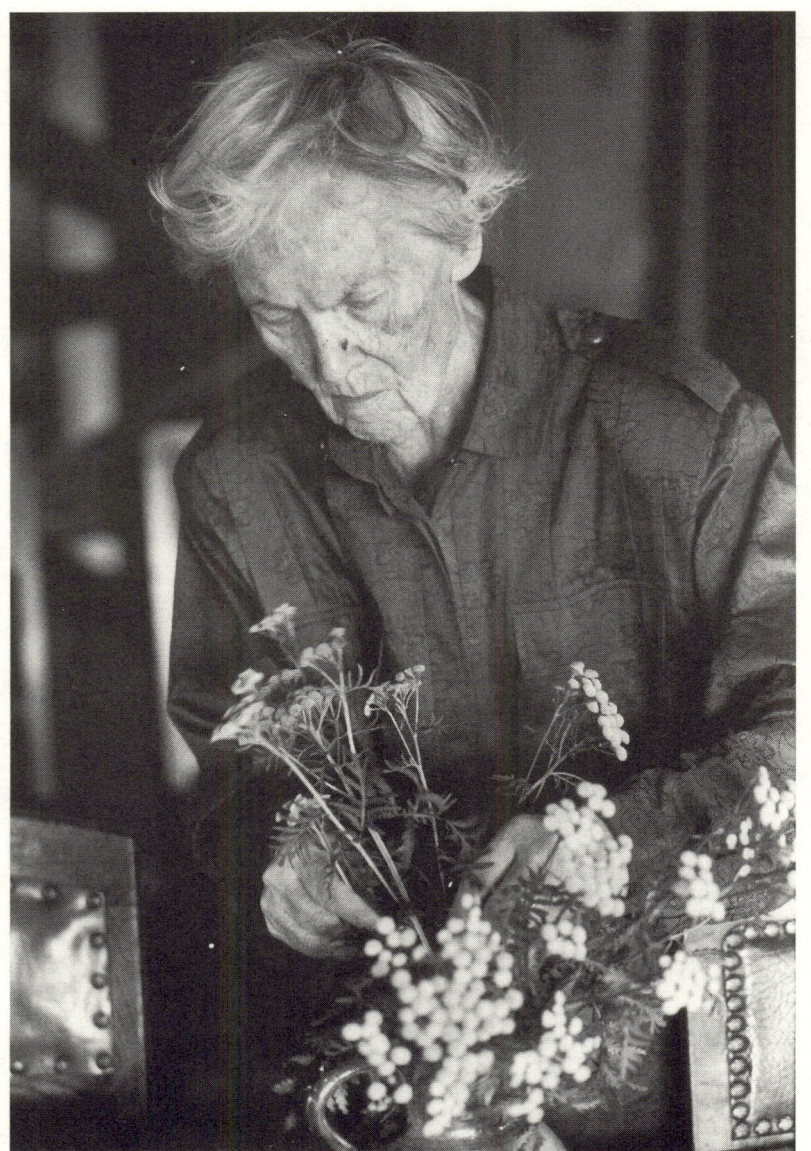

Blumen müssen in eine Vase. Wenn Mutter eine Blumenvase mit Wasser auf dem Tisch stehen sah und daneben Blumen, wurde sie ganz von selbst aktiv. Auch hier ist auffallend, wie behutsam und vorsichtig sie mit Dingen umgeht.

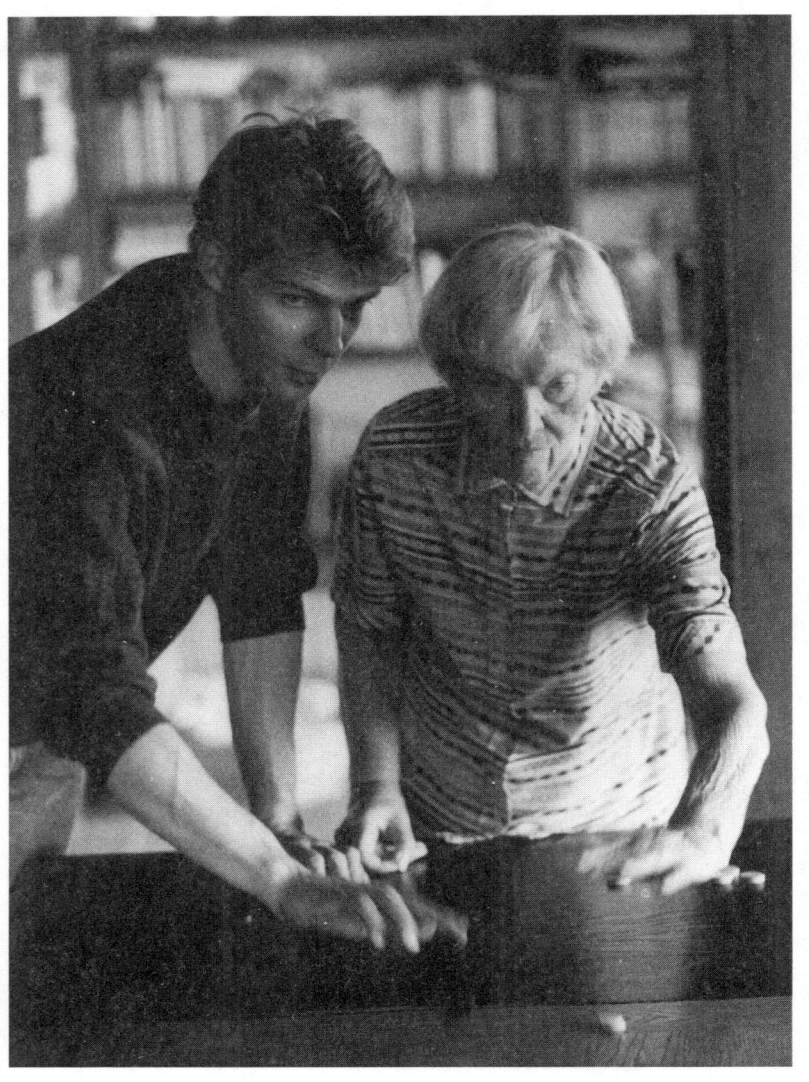

Unsere Mutter hat zeitlebens gern gespielt. Auch während ihrer Krankheit hat sie kein einziges Mal die Teilnahme an einem Spiel verweigert. Allerdings mußten alle Spiele im Laufe der Krankheit vereinfacht werden, einige aus der Liste des Spielrepertoires gestrichen werden.

An Spielen, bei denen Geschicklichkeit gefragt war, konnte sie länger teilnehmen als an Spielen, bei denen kognitive Leistungen gefordert waren.

Tisch-Boccia: Auf dem Tisch liegt ein Knopf (eine Praline, ein Bonbon...). Abwechselnd versuchen zwei Spieler, schwarze, bzw. weiße Mühlesteine möglichst dicht an das Ziel zu schubsen.

Oder: Wer kommt mit den meisten Steinen am dichtesten zur Tischkante? (Hinter der Tischkante Waschkorb aufstellen, damit die Steine nicht durchs ganze Zimmer rollen!)

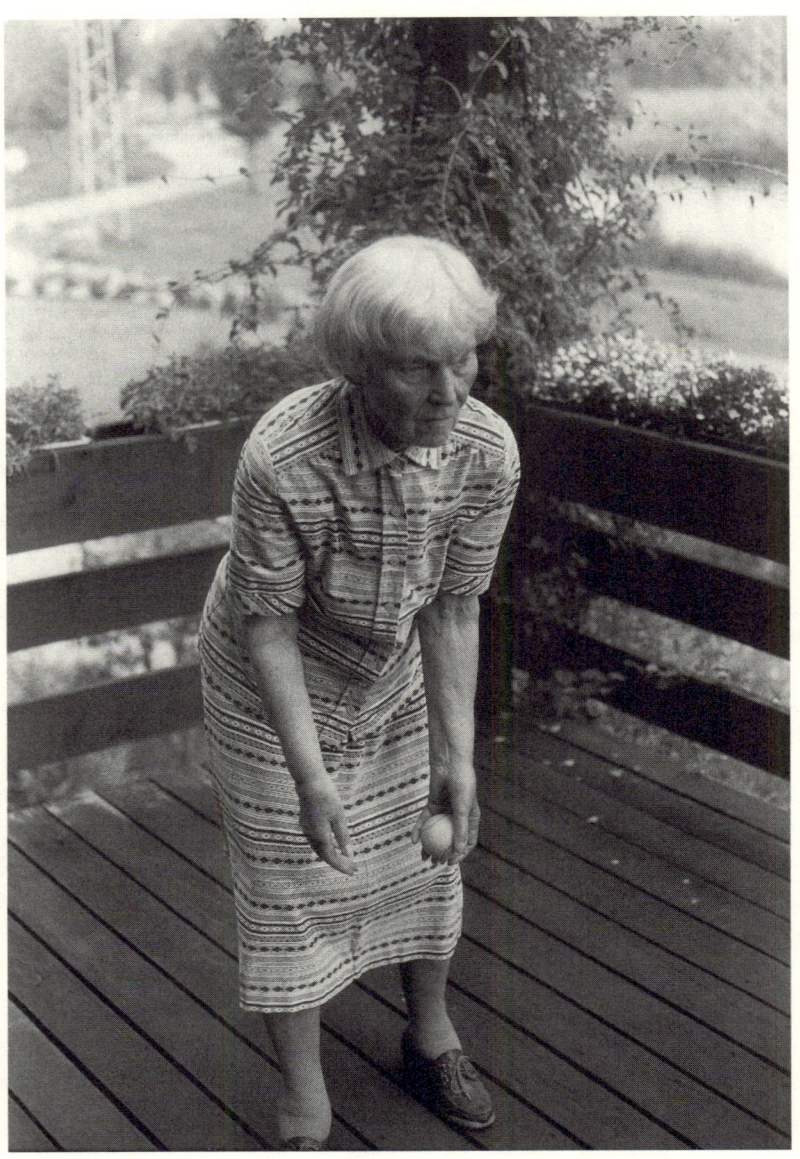

Ballspiele waren noch möglich, als die meisten anderen Spiele nicht mehr gingen, und vermittelten Mutter deutlich spürbare Erfolgserlebnisse. Sie waren auch als non-verbale Kommunikation hilfreich, wenn Gäste kamen, die Mutter einige Stunden betreuen wollten. Wir stellten uns im Kreis auf und warfen uns den Ball zu, wobei Mutter den Ball nicht einfach irgendwohin warf, sondern gezielt dem zuwarf, mit dem sie Blickkontakt hatte.

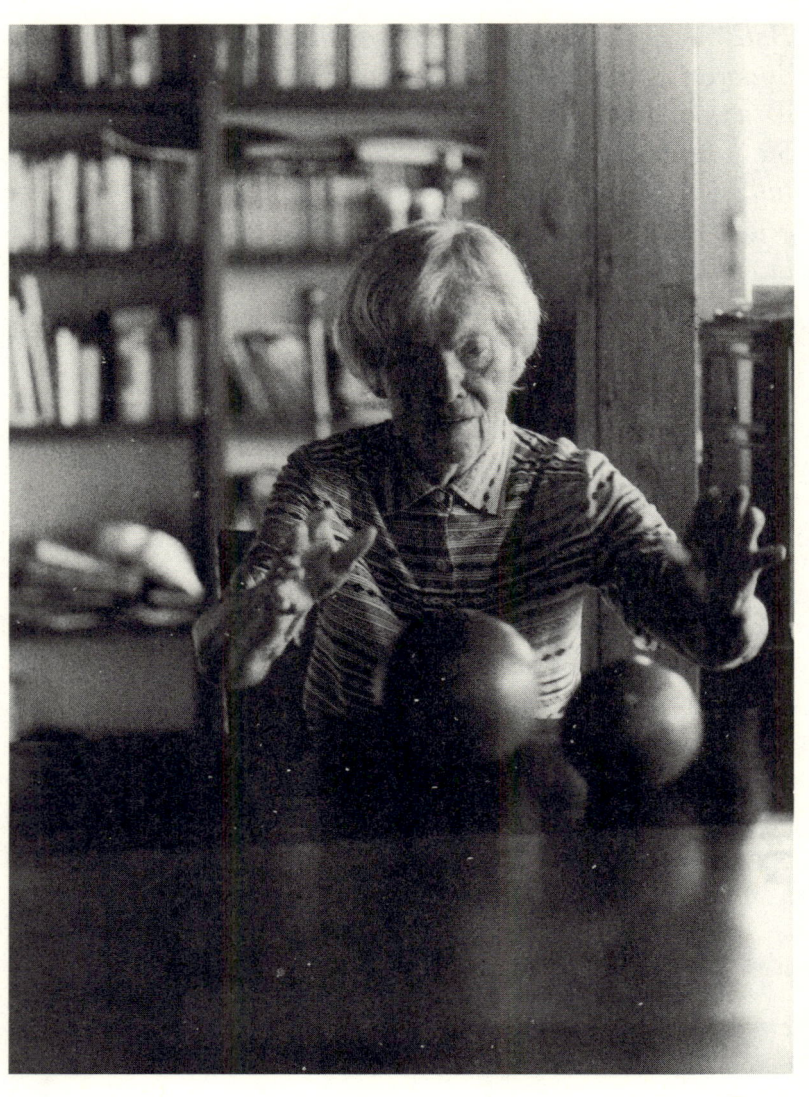

Ballspiele am Tisch: Zwei Personen sitzen sich an einem Tisch gegenüber und rollen sich gegenseitig ein oder zwei Bälle zu. Wenn mehrere Personen mitspielen, ist ein runder Tisch besonders geeignet.

Variation: Ein Tischtennisbällchen oder ein Wattebausch wird über den Tisch geblasen, darf aber nicht auf den Boden fallen.

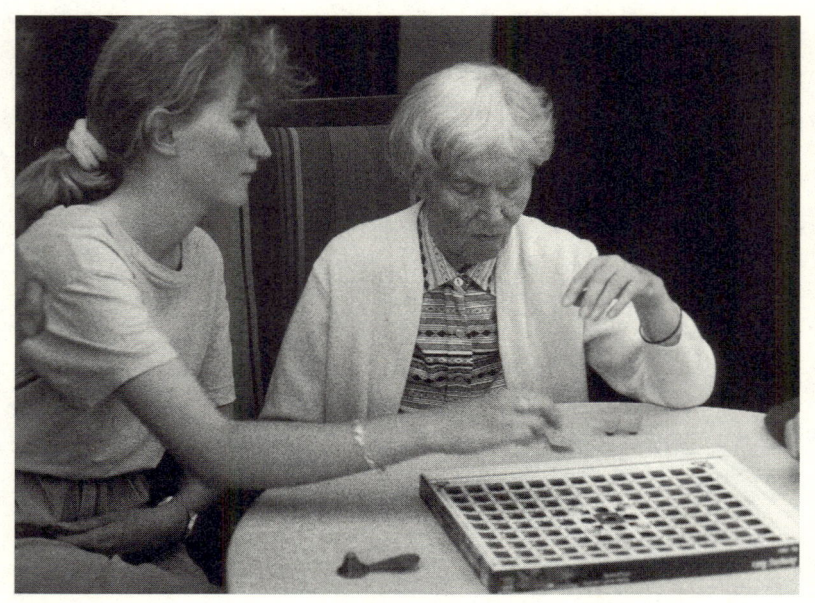

Hütchenspiele gibt es in verschiedenen Variationen. Es geht immer darum, mit Hilfe einer kleinen Wippe ein Hütchen, einen Plastikfrosch oder ähnliches in ein bestimmtes Feld zu schleudern.

Beim Hütchenspiel gibt es Punkte, je nachdem, wo das Hütchen auftrifft. Anfangs konnte Mutter diese Punkte noch selbst zusammenrechnen. Später spielten wir ohne Punkte-Rechnerei.

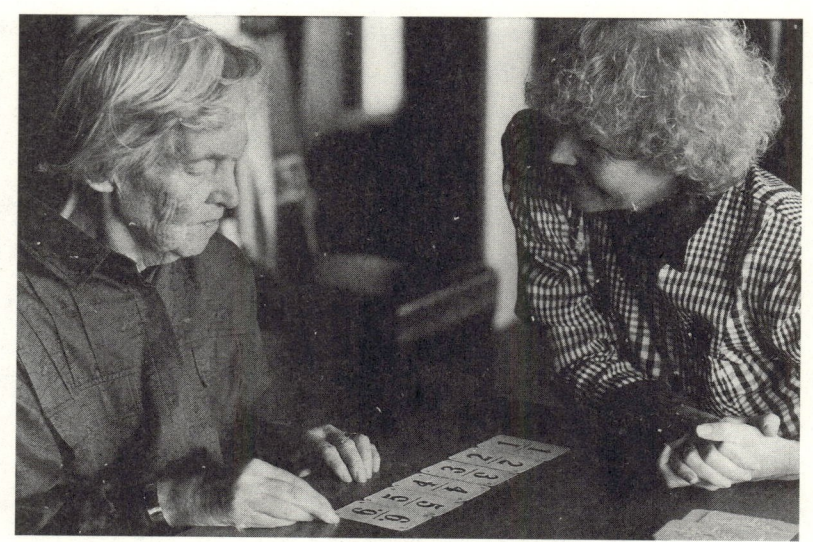

„Elfer raus" gehörte zu den Spielen, die Mutter häufig mit uns Kindern gespielt hatte. Sie reagierte auch jetzt noch positiv auf den Anblick dieser Spielkarten.

Allerdings haben wir die Spielregeln jeweils so verändert, daß ein Erfolgserlebnis für Mutter möglich war: Wir sortierten eine Farbe aus und spielten das Spiel mit drei, später mit zwei oder nur noch mit einer Farbe.

Wenn die vorgesehenen Spielregeln zu schwierig geworden sind, kann man neue Regeln erfinden: Man mischt die Karten 1 bis 6 von zwei Farben. Die Karten werden zugedeckt auf einen Stapel gelegt. Jeder nimmt jeweils eine Karte, bis er eine 1 oder eine 6 bekommt, die er vor sich offen auf den Tisch legt. War es eine andere Karte, wird sie neben dem Stapel abgelegt. Abwechselnd nehmen sich beide Spieler solange jeweils eine Karte, bis sie die Reihe vorwärts oder rückwärts fortsetzen können. Wer zuerst alle sechs Karten in der richtigen Reihenfolge vor sich liegen hat, hat gewonnen.

Variation: Es weden nur 5 oder 6 Karten von einer Farbe genommen, gemischt und offen auf den Tisch gelegt. Sie sollen in die richtige Reihenfolge gebracht werden.

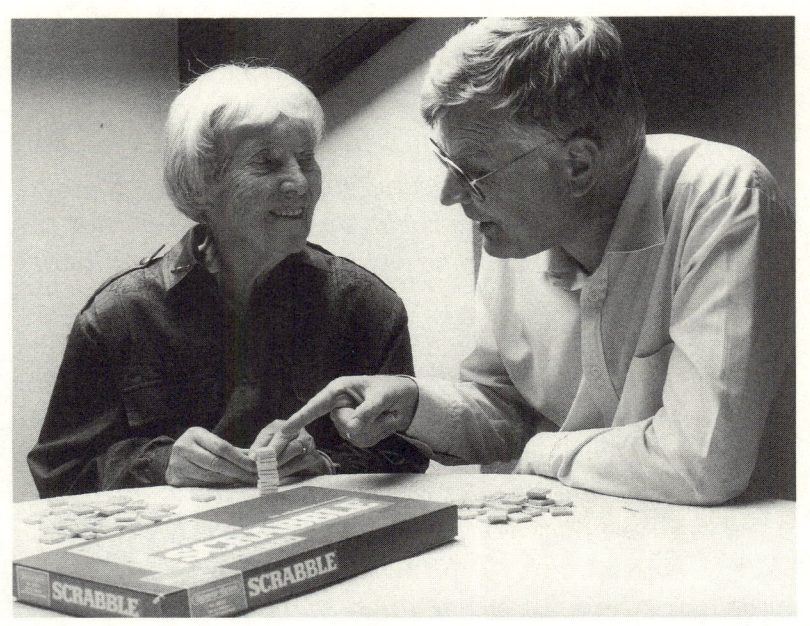

Als Mutter noch gesund war, war sie beim „scrabbeln" fast unschlagbar. Deshalb waren die Scrabble-Steine auch jetzt noch ein erfreulicher Anblick für sie. Wir legten gemeinsam Wörter auf das Spielbrett, wobei Mutter aus **allen** Steinen wählen konnte. So „schrieb" sie die Namen ihrer Kinder oder solcher Wörter, die vermutlich zu ihrem frühesten Wortschatz gehörten: Mama, Löffel, Bett, Haus... Als das Wörterlegen nicht mehr ging, bauten wir Türmchen aus den Scrabble-Steinen: Abwechselnd muß jeder Mitspieler einen Stein so vorsichtig auf das Türmchen legen, daß es nicht umfällt...

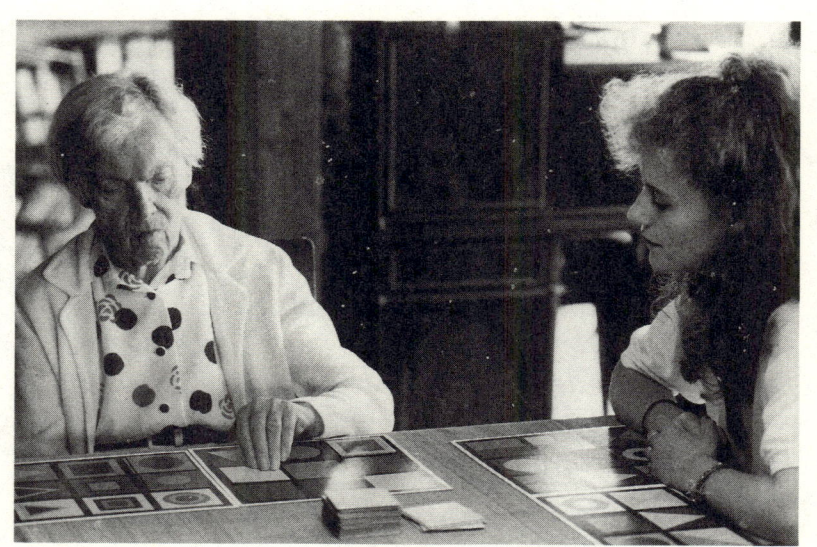

Die meisten Spiele, die für Zwei- und Dreijährige angeboten werden, sind auch für Alzheimer-Patienten zu gebrauchen.
Mensch-ärgere-dich-nicht, Fang-den-Hut oder andere Würfelspiele waren eine Zeitlang noch möglich und boten eine gute Gelegenheit, unmerklich das Zählen zu üben.
Später mußten wir uns auf solche Spiele beschränken, die für Zwei- und Dreijährige angeboten werden.
„Farben und Formen", ein besonders schön gestaltetes Lotto-Spiel, spielten wir zunächst mit vier, dann mit zwei oder nur noch einer Karte.

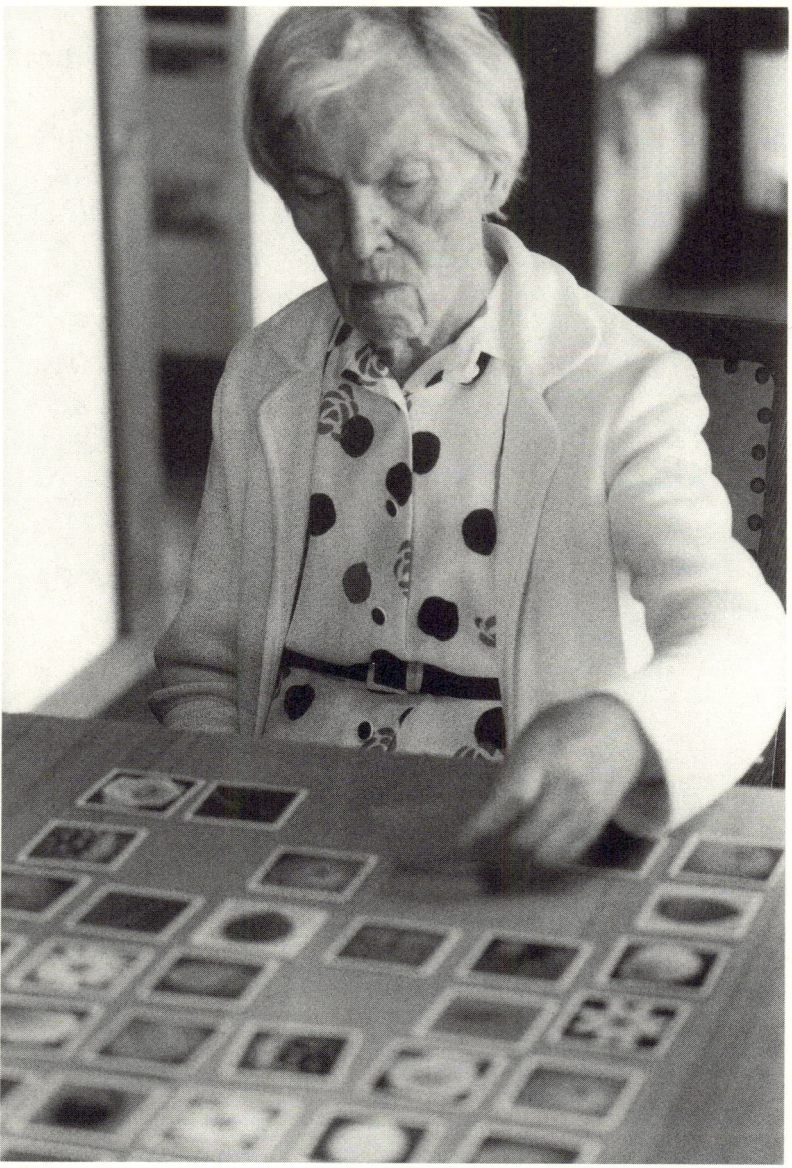

„Memory" ist ein Spiel mit bedruckten kleinen Karten, wobei jedes Motiv doppelt vorhanden ist.
Die Karten werden gemischt und mit der Bildseite nach unten auf den Tisch gelegt.
Reihum darf jeder Mitspieler zwei Karten aufdecken. Hat er zwei gleiche Motive aufgedeckt, darf er die Karten an sich nehmen. Sind sie ungleich, dreht er sie wieder um und versucht sich zu merken, welches Motiv wo liegt.
Das Spiel wird leichter, wenn man die Karten offen auf den Tisch legt und die Anzahl der Paare reduziert.

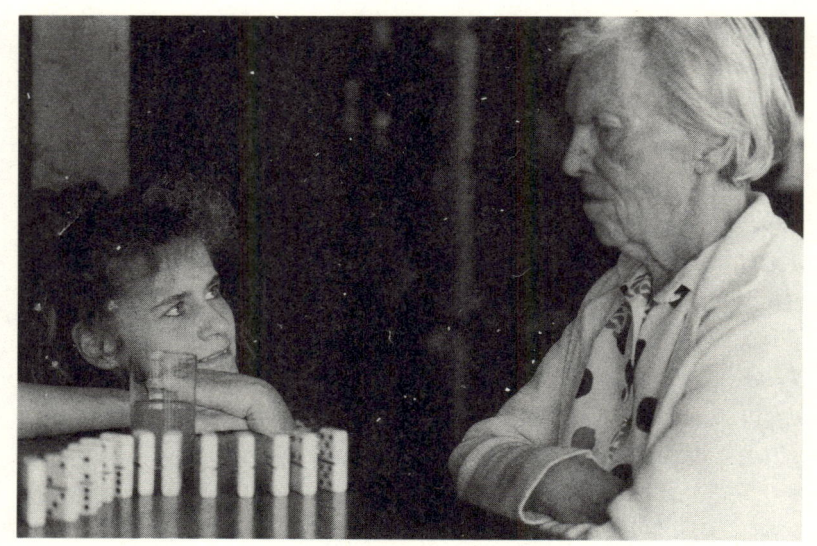

Im Handel werden viele Variationen von Domino-Spielen angeboten. Wenn das klassische Domino (Zusammenlegen von Steinen mit gleicher Punktezahl) zu schwierig wird, kann man mit Bilder-Domino-Steinen noch Erfolg haben.

Als Mutters Krankheit schon weit fortgeschritten war, haben wir mit ihrer Hilfe Schlangen aus aufgestellten Spielsteinen gebildet, die zum Schluß umgestoßen wurden.

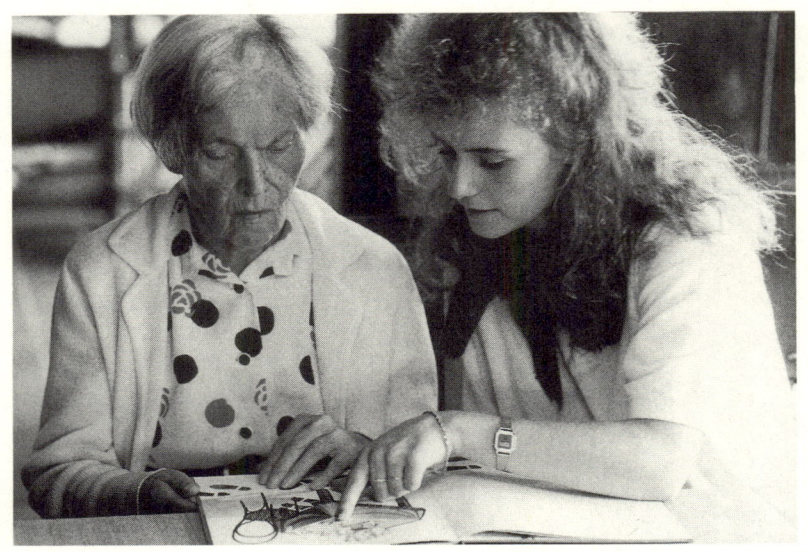

Vorlesen und Erzählen sind auch eine Form der Zuwendung. Anfangs reagierte Mutter noch auf den Inhalt dessen, was man ihr vorlas. Später, als sie die Texte nicht mehr verstehen konnte, genoß sie einfach die Tatsache, daß jemand bei ihr saß und sich ihr zuwandte. Alle Bilderbücher waren im Einsatz. Sie selbst blätterte gern in Illustrierten oder Katalogen, wenn niemand Zeit für sie hatte.

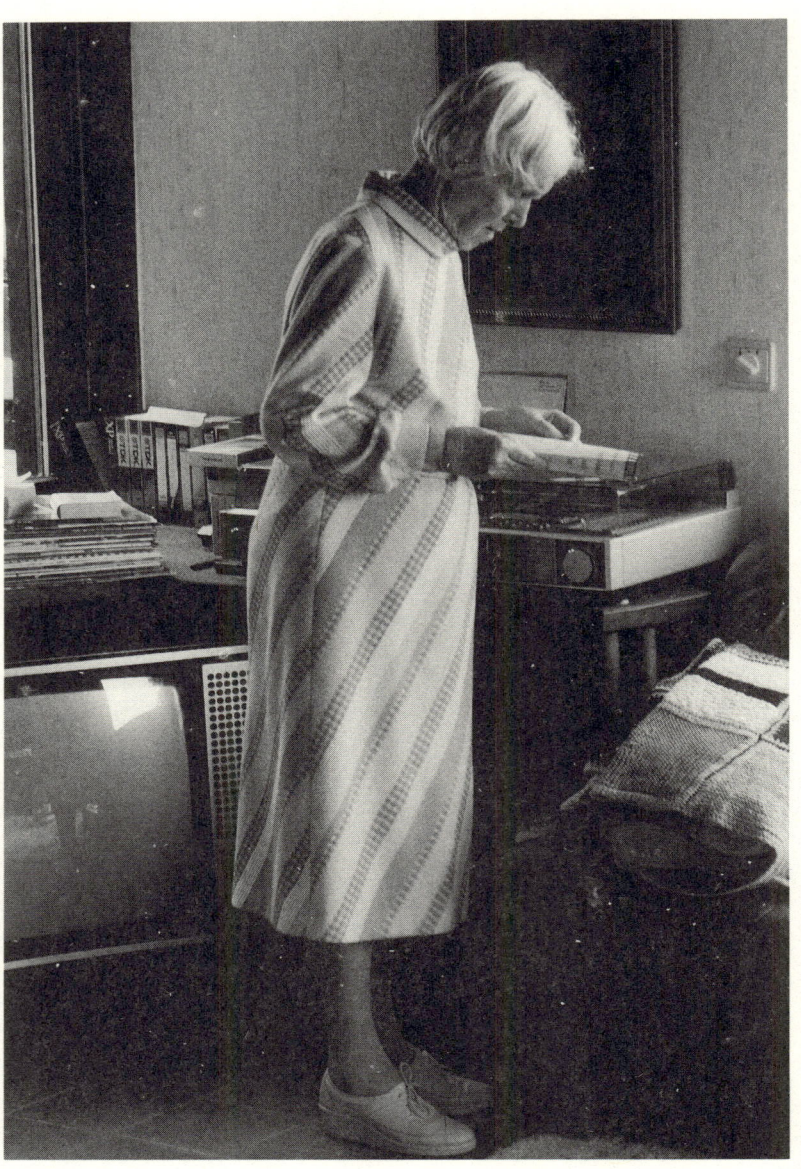

Musik hören war ein wichtiger Programmpunkt an jedem Tag. Am liebsten hatte sie es, wenn man sich dabei neben sie auf das Sofa setzte. Musik, die ihr früher vertraut war, hörte sie besonders gern. Das Fernsehprogramm dagegen beunruhigte sie. Insbesondere, wenn in einem Film oder in der Tagesschau Menschen aufeinander einschlugen, wenn Feuer ausgebrochen war oder andere Katastrophen gezeigt wurden, wurde sie sichtlich unruhig und bekam Angst.

Erst im letzten Stadium ihrer Krankheit reagierte sie auf das Fernsehen überhaupt nicht mehr.

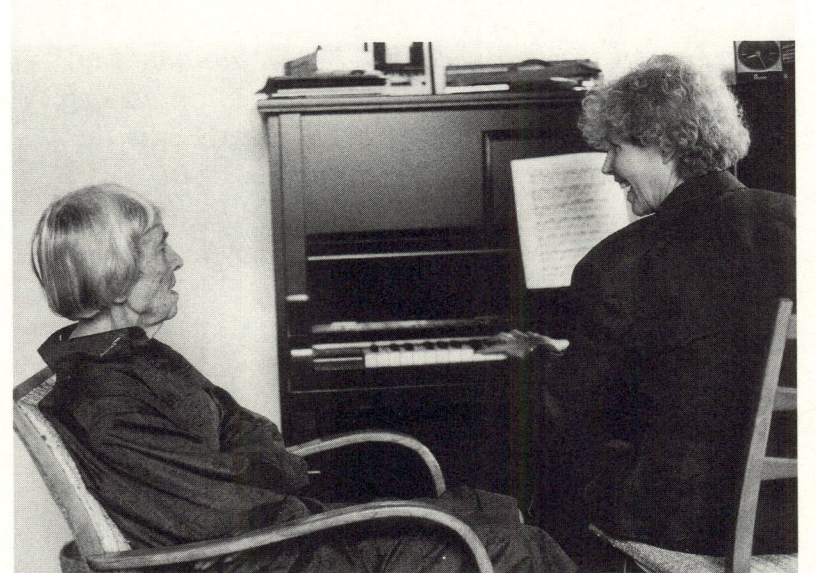

Etwas brachte uns immer wieder zum Staunen: Mutters Melodien-Gedächtnis funktionierte noch ausgezeichnet, als ihr Sprachvermögen schon völlig zerstört war. Besonders die Choräle, die sie ihr Leben lang geliebt hatte, konnte sie nach wie vor – wenn auch ohne Text – mitsingen. Sie konzentrierte sich während des Singens völlig und strahlte dann hinterher so glücklich, daß wir von dieser Freude angesteckt wurden.

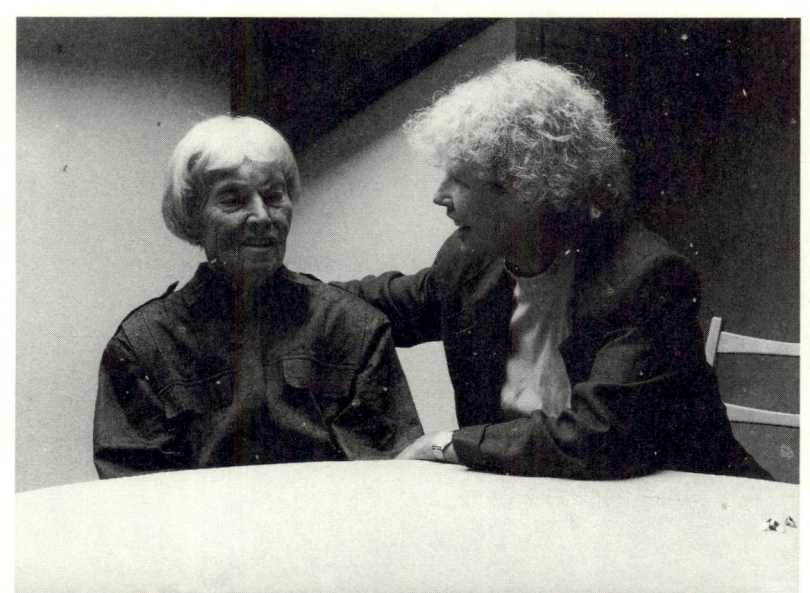

Manchmal gelang es sogar, zweistimmig zu singen.
Noch drei Tage vor ihrem Tod sang Mutter eine Zeile
aus dem Lied von Matthias Claudius „Der Mond ist
aufgegangen" mit. Das war unser Abschiedsgespräch.

Staatliche und private Hilfen bei der Pflege

Bei Pflegebedürftigkeit können Kranke mit staatlicher Hilfe rechnen. Es gibt folgende Hilfsmöglichkeiten:

1. Ärztlich verordnete Pflegeleistung
   Sogenannte Behandlungspflege, die der Arzt verschreibt (z.b. Injektionen, Wundversorgung, Katheder legen), bezahlt die Krankenkasse.

2. Soziale Pflegeversicherung (Elftes Buch Sozialgesetzbuch)
   Die soziale Pflegeversicherung ist als „fünfte Säule" des Sozialversicherungssystems am 1. Januar 1995 eingeführt worden. Ab diesem Zeitpunkt haben die Versicherten Beiträge zu zahlen.
   Das ab 1. April 1995 bzw. ab 1. Juli 1996 wirksame neue Leistungsrecht ist als Grundsicherung und nicht als Vollversorgung ausgelegt. Die soziale Pflegeversicherung erbringt daher Sach- und Geldleistungen bei häuslicher, teilstationärer und stationärer Pflege, und zwar bei der häuslichen Pflege für die Grundpflege und die hauswirtschaftliche Versorgung und bei der teilstationären und stationären Pflege für den pflegebedingten Aufwand im Rahmen von Höchstbeträgen. Sie sichert keine umfassende Kostendeckung, sondern soll vor allem die Pflegebereitschaft der Angehörigen fördern und erhalten und bei stationärer Pflege die Pflegebedürftigen möglichst von Sozialhilfe unabhängig machen.

134

Neben den Leistungen für die Pflegebedürftigen werden im häuslichen Bereich zur sozialen Absicherung der unentgeltlich pflegenden Angehörigen diese beitragsfrei in den Schutz der gesetzlichen Unfallversicherung einbezogen. Zudem werden für diesen Personenkreis Rentenversicherungsbeiträge aus Mitteln der Pflegeversicherung geleistet.

Voraussetzung für die Leistungen zur häuslichen, teilstationären und stationären Pflege ist, daß wegen einer körperlichen, geistigen oder seelischen Krankheit oder Behinderung für die gewöhnlichen und regelmäßig wiederkehrenden Verrichtungen im Ablauf des täglichen Lebens auf Dauer, voraussichtlich für mindestens sechs Monate, in erheblichem oder höheren Maße Hilfe notwendig ist. Anders als zum Beispiel bei den früheren Leistungen zur Pflege nach dem Bundessozialhilfegesetz genügt aber nicht die Diagnose einer entsprechend schweren Erkrankung oder Behinderung. Vielmehr muß festgestellt werden, ob die diagnostizierte Erkrankung oder Behinderung eine Pflegebedürftigkeit auslöst, die den Pflegestufen I bis III des § 15 des Elften Buches Sozialgesetzbuch (SGB XI) entspricht.

Das Krankheitsbild von Alzheimer-Patientinnen und -Patienten ist bekanntlich von Desorientierung geprägt; Pflegende müssen helfen, den Tag und den Lebensraum immer wieder neu zu strukturieren. In aller Regel kommt zu dem dadurch ausgelösten umfassenden Betreuungsaufwand erst bei einem fortgeschrittenen Stadium der Erkrankung Pflegebedürftigkeit im Sinne der sozialen Pflegeversicherung hinzu.

Gerade diese aus der Sicht der sozialen Pflegeversicherung besondere Situation der Alzheimer-Patientinnen und -Patienten sollte die Betreuenden und Pflegenden veranlassen, sich frühzeitig an die gesetzliche Krankenkasse der Patientinnen oder des Patienten, die zugleich die zuständige Pflegekasse ist, zu wenden und sich umfassend über die Leistungsmöglichkeiten der sozialen Pflegeversicherung und ihre Voraussetzungen beraten zu lassen.

3. Pflegegeld für Einkommensschwache

Pflegegeld nach dem Bundessozialhilfegesetz wird einkommensschwachen pflegebedürftigen Kranken und Behinderten bei gleichen Leistungsvoraussetzungen und nach den gleichen Pflegestufen wie die häusliche Pflegehilfe der sozialen Pflegeversicherung gewährt, wenn keine entsprechende Versicherung besteht. Hilfe zur Pflege ist auch dann möglich, wenn voraussichtlich für weniger als sechs Monate Hilfebedarf besteht oder dieser Hilfebedarf so gering ist, da er nicht den Pflegestufen I bis III der sozialen Pflegeversicherung zugeordnet werden kann. Das Pflegegeld wird ebenfalls nach drei Stufen gezahlt, und zwar bei erheblicher Pflegebedürftigkeit monatlich 400,– DM, bei Schwerpflegebedürftigkeit monatlich 800,– DM und bei Schwerstpflegebedürftigkeit monatlich 1300,– DM. Anträge gibt es beim Sozialamt der Gemeinde-, Kreis- oder Stadtverwaltung. Bekommt der Pflegebedürftige noch von anderer Seite Pflegegeld, so wird dieses auf das Sozialhilfe-Pflegegeld angerechnet.

4. Landespflegegeld

Von den Bundesländern gewähren nur vier Landespflegegeld (und das nur in ganz besonderen Härtefällen), und zwar Berlin, Brandenburg, Bremen und Rheinland-Pfalz. Pflegegeld der sozialen Pflegeversicherung wird dabei angerechnet. Die Leistung kommt nach der Erfüllung der sozialen Pflegeversicherung nur noch für Behinderte in Betracht, die nicht mindestens gleich hohe Leistungen aus dieser Versicherung erhalten.

a) Rheinland-Pfalz

Nach dem Landespflegegesetz vom 31. Oktober 1974, zuletzt geändert am 28. März 1995, haben in Rheinland-Pfalz Schwerstbehinderte einen Anspruch auf ein Pflegegeld von 750,– DM im Monat, sofern sie nicht im Heim untergebracht sind.

b) Berlin

Im Bundesland Berlin regelt dies das Gesetz über Pflegeleistungen vom 8. Dezember 1988. Danach sind Hilflose, die wegen Krankheit oder Behinderung für die gewöhnlichen und regelmäßig wiederkehrenden Verrichtungen des täglichen Lebens in erheblichem Umfang dauernd der Wartung und Pflege bedürfen, anspruchsberechtigt. Die Leistungen umfassen ein Pflegegeld in sechs Stufen, von 378,– DM bis 613,– DM im Monat sowie einen Krankenpflegereinsatz im häuslichen Bereich bis zu 48 Tagen jährlich, daneben höchstens 48 Tage im Jahr eine maximal Zweistunden-Hilfe zur Weiterführung des Haushalts. Außerdem sind für Personen, die Hilflose mit Pflegegeld nach den Stufen vier bis sechs pflegen, freiwillige Beiträge zur gesetzlichen Rentenversicherung zu erstatten. In dem Fall wird allerdings keine Hilfe zur Weiterführung des Haushalts gewährt. Diese Leistungen können nicht in Anspruch genommen werden, wenn die Kosten für die Unterbringung in einer Einrichtung von der Kriegsopferfürsorge oder der Sozialhilfe getragen werden. Bei Leistungen sonstiger öffentlich-rechtlicher Träger wird gekürztes Pflegegeld je nach Höhe der öffentlich-rechtlichen Leistung gewährt. Leistungen der sozialen Pflegeversicherung sind demzufolge in voller Höhe anzurechnen. Die Leistung ist nach Einführung der sozialen Pflegeversicherung als „Besitzstandssicherung" zu sehen, auslaufend zum 31.12.1996.

c) Bremen

Das Bundesland Bremen regelt im Landespflegegesetz vom 27. April 1984 die Leistungen für Schwerstbehinderte, danach wird ein Pflegegeld von 750,– DM im Monat bezahlt, sofern die Pflegeperson nicht in einer Einrichtung untergebracht ist, für die ein öffentlich-rechtlicher Träger die Kosten ganz oder zum Teil übernommen hat. Ansonsten erfolgt eine Kürzung des Pflegegeldes um bis zu 50%.

d) Brandenburg
Nach dem Landespflegegeldgesetz des Landes Brandenburg in der Fassung des 1. Haushaltsstrukturgesetzes 1997 erhalten seit 01.01.1997 Schwerbehinderte ohne Anspruch auf Leistungen nach dem Elften Buch Sozialgesetzbuch (soziale Pflegeversicherung) monatlich 400,– DM Pflegegeld.

5. Pflege durch professionelle Dienste
(ergänzend zur familiären Pflege oder umfassend)
Im gesamten Bundesgebiet werden Pflegedienste durch private und freigemeinnützige Dienste angeboten. Die Inanspruchnahme von Sachleistungen der sozialen Pflegeversicherung für die Bezahlung dieser Dienste ist nur möglich, wenn diese einen Versorgungsvertrag mit der Pflegekasse der/des zu Pflegenden abgeschlossen haben.

6. Adressen
von Alzheimer-Gesellschaften und Angehörigen- und Selbsthilfegruppen erfahren Sie bei:

Alzheimer-Gesellschaft München e.V.,
Richard-Strauss-Straße 34, 81677 München,
Telefon 089/475185.

Literaturhinweise

1. Allard, M./Signoret, J.-L./Stalleicken, D., Alzheimer Demenz, Springer Verlag, Berlin-Heidelberg-New York-London-Paris-Tokyo 1988
2. Denzler, Petra/Markowitsch, H.J./Frölich, Lutz/Kessler, Josef/Ihl, Ralf, Demenz im Alter, Beltz-Verlag, Weinheim-Basel 1989
3. Feldmann, Lili, Leben mit der Alzheimer-Krankheit, Piper-Verlag, München-Zürich 1989
4. Fuhrmann, Alfred, Das Alzheimer-Schicksal meiner Frau: Lebend begraben im Bett?, Trias, Stuttgart 1990
5. Furtmayr-Schuh, Annelies, Das große Vergessen, Die Alzheimer Krankheit, Kreuz-Verlag, Zürich 1990
6. Grond, Erich, Die Pflege verwirrter alter Menschen, Lambertus-Verlag, Freiburg 1989 (5. Aufl.)
7. Mace, Nancy L./Rabins, Peter V., Der 36 Stunden Tag. Huber-Verlag, Bern-Stuttgart-Toronto 1988 (2. Aufl.)
8. Reisberg, Barry, Hirnleistungsstörungen: Alzheimersche Krankheit und Demenz, Beltz-Verlag, Weinheim-München 1987 (2. Aufl.)

Bei diesem Buch handelt es sich um das erste psychiatrische Nachschlagewerk, das sämtliche psychische Störungen berücksichtigt. Es zeigt auf, wie und warum den meisten Menschen geholfen werden kann, die unter einer psychischen Störung leiden, ob es sich nun um Kinder mit Verhaltensproblemen handelt, Erwachsene mit Sexualstörungen oder Menschen in jedem Lebensalter, die unter Ängsten leiden, die ihr alltägliches Dasein belasten. Ein groß angelegtes Handbuch für zu Hause und für alle diejenigen, die es mit Menschen zu tun haben, die Rat bei psychischen Problemen suchen oder unter schweren psychischen Störungen leiden.

F. I. Kass, J. M. Oldham, H. Pardes (Hrsg.), L.B. Morris (Redaktion), Bearbeiter und Herausgeber der deutschen Ausgabe: Prof. H.-U. Wittchen, Max-Planck-Institut München

Das große Handbuch der Seelischen Gesundheit
Früherkennung und Hilfe bei sämtlichen psychischen Störungen
Aus dem Amerikanischen von Brigitte Stein
432 Seiten, zweifarb., geb., ISBN 3-88679-235-8

BELTZQUADRIGA